Les notes marginales & manuscrit[es] de ce
livres sont d'un[e] de la menardiere qui estoit
medecin de m[de] la marquise de sablé a ses gages
& demeurant chez Elle & depuis Lecteur du
Roy. Ce fut luy qui donna pour un leger mal
des pillules afeu m[r] scarron (mary de m[e]
la marquise de maintenon) qui luy causerent
une Contraction de nerfs qui d'homme bien
fait & très dispost le rendirent Impotent par
une Contraction de nerfs qui augmenta
Jusques a sa mort. J'y connu particulierem[ent]
& mad[e] scaron avant quelle allast aux Indes
occidentales. Je l'ay veue depuis a la martinique
chez sa mere cher qui Je logeay pendent que
n[ost]re navire estoit en charge & depuis a St
christophle chez Le Commandeur de Poincy
ou nous demeurames Ensemble pendant 2 mois
ou elle estoit venue chercher son mary feu
m[r] Daubigné fils de celuy qui a fait
l'histoire D'Aubigné & le baron de feneste, la
Confession de Sancy & autres ouvrages.
J'ay demeuré depuis avec m[r] & mad[e] scarron
pendant 3 ans avec m[r] & madame scarron
a l'hostel de troyes rue d'Enfer ou Ils furent
marier En 1652. Mad[e] Dautigné samere
n'ayant Envoyé une procuration pour la validité
du mariage n'ayant prié par ses lettres de la
mettre En quelque religion En attendant leur
mariage projeté auparavant que sa fille fut En
poitou avec mad[e] la marquise de neuillan naqui
Elle estoit & qui logeoit a l'hostel de troyes avec son

APOLOGIE

POVR Mr.

DVNCAN

DOCTEVR

EN MEDECINE.

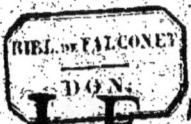

Contre

LE TRAITTE

DE LA

Melancholie.

Tiré des Reflexions du Sr.
de la Mre.

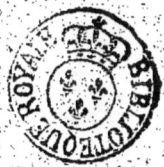

[annotations manuscrites :]

menardiere qui auoit
soutenu par vne dissertation
contre mr Duncan que la
possession des religieuses de loudun
estoit veritable & non vn
simple effet de melancholie

anc. 7. 1617.

Doublé
STH 86
Td 14 d

samenardiere estoit m

SI l'on ne pouuoit parler pour Mr.
Duncan sans accuser les RR. de
Loudun, ou disputer contre la verité
de leur possession; l'aimerois mieux aban-
donner sa cause, que d'écrire à leur desauan-
tage & contre mon sentiment. Mais puisque
la possession peut estre veritable sans qu'il se
soit trompé, & les RRes. innocentes sans qu'il
soit coupable, personne à mon auis ne doit
trouuer mauuais que ie prenne sa defence, &
que ie face parestre qu'il n'a pas tànt PER-
SECVTE leur INNOCENCE que
celui qui la trahie par de foibles Raisons, &
qui s'est imaginé qu'ell'auoit besoin du secours de sa plûme.

À la verité s'il eust voulu répondre luy
mesme, ie ne luy eusse pas fait ce tort que

[manuscript annotation in margin:] Ce n'est pas l'on parle
François; car il
semble dans le
commencemens de
cette periode qu'il
parle de M. C. & non
pas de M. D.

Il s'en iugea digne
a saumur en le
breuiant car il
n'a se peut sempescher n'estre pas à son goust
de s'importer deuant obligé de dire quelque chose pour la defence
Madame la marq. d'vn escrit qu'il m'a fait l'honneur de m'a-
de S. et Me V. & de dresser autrefois, plûtost pour me rendre
perdre toute confiance raison de ses doutes que pour

d'entreprendre vne chose de laquelle il se fût
sans comparaison mieux acquité que moy,
mais puis qu'il ne iuge pas le Sr. de la Mre.
digne de sa colere, & qu'il tient à faueur de
n'estre pas à son Goust, i'ay crû que i'estois

chocquer ou detruire
ma creance.

c'est de mad.le la
marquise de sablé
a qui Il estoit & chez
Laquelle Il demeurist
comme a fait depuis
mr. Valent

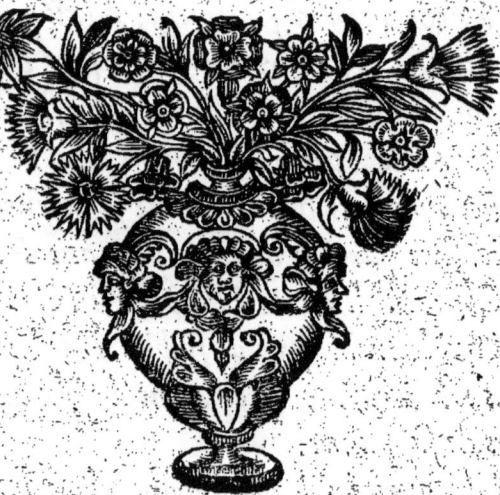

APOLOGIE

POVR. Mr. DVNCAN

DOCTEVR EN MEDECINE,

Contre

LE TRAITTÉ DE LA MELANCHOLIE,

Tiré des Reflexions du Sr. de la Menardiere.

LES grands Capitaines ne font iamais pareſtre plus de Sageſſe & de conduite, que lors qu'ils font la guerre auec peu de forces en vn paîs étranger dont ils ne

A

connessent pas les de-
tours ni les Auenuës :
Car en cette occasion ils
ramassent leurs Trou-
pes, & les font marcher
si bien vnies, que l'En-
nemi ne peut tirer auan-
tage de leur foiblesse,
ni les combatre separé-
es.

Le Sr. de la M^{re} n'a
pas suiui cette maxime,
car ayant armé pour le
secours des R. de Lou-
dun contre la Tyrannie
d'vn Esprit incredule : Il
a diuisé ses forces , &

*Mesme a diuisé les
forces que pour*

fans confiderer qu'il lui
falloit tenir des routes
difficiles, & paffer en
des lieux* qui lui font autant inconnus qu'ils font
fignalez par les genereux
exploicts de fon ennemi;
Il a detaché fon Auant-
garde, & l'a expofée tou-
te feule au danger d'e-
ftre defaite auant qu'elle
puiffe eftre foûtenuë de
l'Arriere-garde, ou de la
Bataille.

Au lieu d'employer la
Prudêce ou la Force lui
manquoit, & d'appeller

*La Philofo-
phie & la Me-
decine.*

*Voyez la 4. pa-
ge de fa prefa-
ce.*

fen fçauoir En fçript
et Grec Et m.
de la f. n'est
pas croyable
ayant peu
D'Efpion comme
a fait a M. D.

Il n'est pas bon
m. Maître de camp
de mettre l'arriere
a près la bataille

menar bevre qui a
efcrit ces notes est
luy mefme un
mechant marechal
de camp auffy bien
que mechant
medecin de dire
que l'auteur a tort A 2 de mettre la rriere
garde apres la bataille. c'est l'ordre. l'auteur
a eu tort & me nardieve la mal repris

l'Artifice au secours de son impuissance; Il a fait des menasses vn an durant : & apres beaucoup plus de bruit que d'effet, il a paru en mauuais ordre , & s'est mis aux champs auec vn equipage qui ne respond point à son entreprise.

Cette faute a semblé si grande à quelques vns qu'ils n'ont pû s'imaginer qu'elle ait esté commise par vn Homme qui se vante de connestre dauantage que les autres;

[marginalia manuscrite, haut gauche :] menaces ne s'écrit pas ainsi, et Mr. m'a point fait, il est vray qu'il a différé l'impression de ce qu'il a fait pour respondre à Mr. N. Mais il fera bientost veoir que ce n'a pas esté par aucune raison de crainte

[marginalia manuscrite, bas gauche :] cela est faux et me le peux prouuer par aucun ... de Mgr.

De sorte qu'apres auoir
soigneusement obserué
sa demarche, & sa con-
tenance, ils se sont per-
suadez qu'il auoit d'au-
tres intentions que celles
qu'il fait parestre, Et
tant s'en faut qu'ils l'ac-
cusent d'auoir failli contre le iugement & le de-
uoir d'vn bon Capitaine,
qu'ils croyent au con-
traire qu'il a vsé d'vn
Stratagéme que les plus
rusez ont coûtume de
pratiquer, lors qu'ils donnent l'Alarme à vne pla-

ce pour couurir le def-
fein qu'ils ont fur vn'autre

Ce qui les a confirmez
dans cette penfée , c'eft
qu'ils ont remarqué qu'il
épargne celui contre le-
quel il s'eft declaré ; qu'il
le fauorife en effet , &
l'outrage de Paroles feu-
lement, qu'il fe fait battre à toutes rencontres,
& fe porte fi lâchement
par tout, qu'il donne fu-
jet de foupçonner fa Fi-
delité, & de croire qu'il
veut perdre le parti du

si cela étant vray
mes. ne feroit
pas prié auec
inftance des Exor-
de Iudin de mett-
au four ce qu'il a
ent aſter M.D.

quel il fait semblant de
prendre la defence.

Pour moy ie ne suis pas
de cet auis, car (pour parler simplement & sans
Allegorie) Encore que ie
voye bien que son entre-
prise est desauantageuse
aux RR. de L. & qu'il
n'y a rien dans tout son
Liure qui face pour El-
les, ni contre M. Duncan
que le Titre ; Ie sçay
pourtant de bonne part
qu'il n'a point dissimulé
son intention, & s'il ne l'a
mieux conduite c'est plû-

toſt par imprudence que par malice.

L'on me dira , qu'il fait tout le contraire de ce qu'il a promis ; qu'il s'engage dans des diſcours inutiles ; que les Auteurs qu'il cite le condannent; qu'il détruit d'vne main ce qu'il bâtiſt de l'autre, Ie l'auoüe , mais tout cela s'eſt fait à la bonne foy , & ſans deſſein de tromper perſonne ; *ce ſont les productions* * *d'vn Eſprit naturellement exempt des Loix de la Raiſon , & ſi ialoux de ſa*

* *Voyez la fin de ſa preface.*

[marginalia handwritten:] Mr. J'auoüe qu'il eſt plus capable de l'un que de l'autre

[marginalia handwritten:] Il faut veoir s'il dit vray

liberté, qui se donne la licence
de renuerser les Regles de la
Medecine, & corrompre les
Principes de la Philosophie.

Ces propositions pour-
ront étonner ceux qui
n'ont leu son liure qu'en
passant, ou qui n'ont consideré que la beauté du
style & du langage; mais
i'ay dequoy les prouuer
si clairement, que personne ne me pourra repro-
cher d'en auoir auancé
vne seule, qui ne soit veritable à la lettre, & sans
Hyperbole.

B

Et pour garder de l'ordre en vne chose qui n'en a point du tout, I'ay reduit tout son discours à six poincts.

Au I. *il accuse M Duncan de s'estre egaré dans vne opinion ridicule, & qui n'est fondee que sur l'Autorité de Pomponace.*

Au II il soustient premierement, *Que les Femmes n'ont point de disposition à la Melancholie.* 2. *Que toute Melancholie est chaude & seiche.* 3. *Que l'Hypochondriaque est la plus froide*

falsh? &c
Reprobatio en ce
point

qu'il soutient cela

cela est faux dit en cette son

Et celuicy encar
plus

de toutes.

Au III. Que l'on ne peut croire, que les R.R. de L. soient trauaillees de cette espece de Melancholie qui est propre au Cerueau, d'autant qu'elle ne se faict point sans Inflammation, & que l'Inflammation de cette partie n'est pas plus possible que de voir du Feu brûler dans vne Riuiere sans artifice.

Au IV. Il fait vn long discours de la force de l'Imagination, & pour conclusion il maintient.

Que c'est vne Faculté tellement

B 2

priuilegiee qu'elle ne peut faillir, ny estre blessee.

Au V. Que la Melancholie peut faire deuiner les choses à venir par des visions anticipees, & sans reuelation.

Au VI. Que la Melancholie est vn des plus dangereux maux qui puisse attaquer la vie, & que les Hypochondriaques ne se font point de mal.

Voila toute la force de ce grand secours promis à l'INNOCENCE PERSECVTEE. Voila ces particulieres Connessances, & ces Reflexions

tant attendues : En vn
mot ce sont les Proposi-
tions que ie veux Exami
ner les vnes apres les autres, parlant à luy mesme
pour euiter beaucoup
d'ennuieuses redittes ausquelles ie serois obligé, si
ie le traittois en troisiéme personne.

Et affin qu'il ne se cou-
ure point de l'autorité
des Medecins & des Phi-
losophes qu'il a citez ; Ie
feray sur la fin vne Re-
ueuë particuliere de ses
Marges, pour donner à

connoistre quelle creance
on doit auoir en vn Au
teur qui n'en a produit
aucun qui ne soit directe
ment contre luy, & qui
raporte des passa
ges sans les en-
tendre.

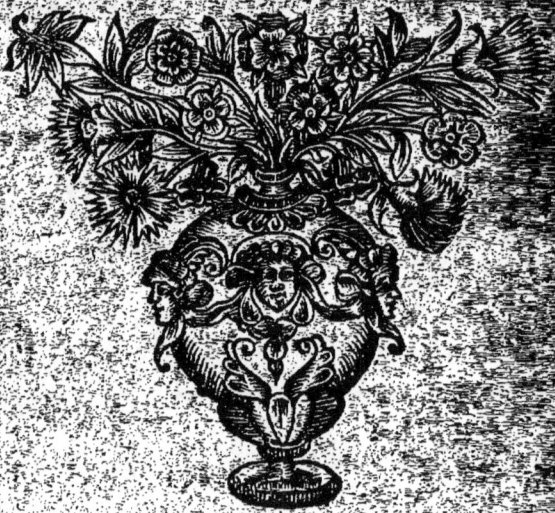

EXAMEN
DV I. POINT.

Ie ne m'eſtonne pas de ceux qui ſans connoiſſance des
temperamens de nos corps, attribuent à l'humeur noire
les actions des poſſedées ; car cela eſt ordinaire à ceux
qui ne ſe tiennent pas dans les bornes de leur meſtier
de faire de grandes fautes en matiere de Iugemens,
quand ils veulent faire les grands eſprits : Mais ſans
mentir ie trouve étrange qu'vn homme du merite de
M. Duncan ſoit égaré dans cette opinion ridicule, &c.

Ce ſont les
paroles du
Sr. de la Mre.

ENcor qu'il fuſt tres
facile de faire vo-
ſtre liure, & traitter amplement de la Melan-
cholie ſans parler de M.
Duncan, cependant vous
auez voulu commencer
par luy, & ouurir la diſ-
pute par des iniures;

pour faire croire au mõ-
de que vous estes vn
grand Personnage, puis
que vous auez bien la
hardiesse de l'attaquer si
brusquement.

§ Cette Ardeur si grande
de vous declarer contre
luy sans necessité, n'est
pas vne petite marque de
l'estime que vous faites
de son Merite ; Elle fait
bien iuger que ce n'est
pas tant le zele que vous
auez pour la possession,
qui vous a mis la plume
à la main, que l'enuie de

[annotations manuscrites en marge]

paroiſtre par l'oppoſitiõ
d'vn ſçauant homme; Et
ceſte paſſion vous a tel-
lement aueuglé, qu'elle
vous a faiȼt commettre
dés la premiere page vne
faute de Iugement, &
vne Iniuſtice.

La premiere conſiſte
en voſtre Etonnement,
car ſi M. D. a tâché de
rapporter aux cauſes na-
turelles quelquesvns des
ſignes qui vous ſemblent
extraordinaires, vous ne
deuez pas trouuer cela ſi
étrange que ſi vn Igno-

C

rant l'auoit entrepris,
Puifque * c'eft le propre
des Sçauans & des Sages
de fe deffendre de croire
des chofes furnaturelles
tant que la Raifon & la
Philofophie le permet,
Et qu'il n'appartient
qu'aux ignorans de pu-
blier des Miracles fans
neceffité, & les receuoir
fur de legeres apparen-
ces.

La feconde pareft en
ce que vous le condan-
nez fans l'oüir, & au lieu
de le conuaincre par fes

* In caufis
reddendis, non
ftatim ad Deü
caufam fupre-
mam confugi-
endum, neque
credendü Deü
fine caufa mi-
racula edere.
Senn. lib. 3.
part. 7.

paroles, vous les diſſimu-
lez , pour empeſcher
qu'on ne conneſſe le tort
que vo⁹ auez de le trait-
ter de Ridicule.

Pour la faute de Iuge-
ment ie l'excuſe ; (*parce
que cela eſt ordinaire à ceux
qui veulent faire les grands
Eſprits , de faire de grandes
fautes en matiere de Iugemens*) : Mais l'Iniuſtice ie
ne la puis ſouffrir, car
vous l'accuſez d'vne cho-
ſe à laquelle il n'a iamais
penſé ; & il ne ſe trouuera point qu'en aucun lieu

C 2

de son liure il ait dit; *que les actions des possedees n'appartiennent qu'à la Melancholie.*

C'est dequoy ie le veux iustifier en ce premier point, auquel ie pretens prouuer contre vous qu'il a parlé de cette humeur plus modestement que vous mesme, & qu'il n'en a rien écrit, qui ne soit appuyé sur de meilleurs fondemens que l'erreur populaire, ou l'Autorité de Pomponace. Voicy ses propres

Pomponan
nest pas Cité
a ce propos la par
luy.

Termes.

Comme de douter s'il y peut auoir des Demoniaques c'eſt vne Impieté; Auſſi c'eſt vne ſimplicité groſsiere quand il s'agit d'vn particulier de croire qu'il ſoit poſſedé ſans preuues certaines; car l'humeur Melancholique produiſt quelque fois des effets qui paſſent pour ſurnaturels, non ſeulement au Iugement du Vulgaire, mais auſſi de quelques vns des Doctes.

Ce diſcours n'a rien de ridicule , ou qui ſente ſon Eſprit égaré; Car il eſt vray que l'humeur Atrabilaire a de tous tẽps excité des maladies ſi étranges que l'on a pris fort ſouuẽt les Melãcholiques pour Demoniaques à cauſe de la conformité de leurs ſymptomes ?
C'eſt pour cela que no⁹

lisons dans le Rituel ; *ne*
facile credat aliquem à Dæ-
mone obsessum, *sed nota habeat*
signa quibus obsessus dignosci-
tur ab iis qui ATRA BILE
laborant. Et dans Vale-
sius, *verisimile est plurimos*
eorum qui Dæmonis opinione
ad Exorcistas deferuntur Dæ-
monem non habere sed morbis
Melancholicis detineri.

Aristote a bien montré
qu'il n'estimoit pas peu
les forces de cette hu-
meur, lors qu'il a dit qu'elle seule agite tous ceux
qui paressent inspiritez.

In Phil. sac.

Πολλοὶ ὃ διὰ τὸ ἐχ᾽ ὡ̑ς εἶναι τ̑ νοερᾶς τόπυ
τὴν θερμότητα ταύτην, νοσήμασιν ἁλίσκου-
ται μελιίκοῖς ἢ ἐνθυσιασικοῖς, ὅθεν Σιβύλλαι
ᾳ̑ οἱ ἔγθεοι γίνονται πάντες.

Il attribue cette puis-
fance à l'humeur noire,
lors qu'elle conſtitue vn
certain degré de Tempe-
rament naturel qui ne
paſſe point encor les bornes de la ſanté, ὅτδυ μὴ νοσήμα-

τι γένωνται ἀλλὰ φυσικῇ κράσει.

Que ſi en cet eſtat elle
peut eſtre la cauſe de
tant de merueilles ; Que
ne fait-elle point quand
elle eſt pouſſée d'vne chaleur étrangere? alors elle

écume & deuient si ma-
ligne , qu'elle renuerse
l'œconomie du Corps,&
trouble les principales
fonctions de l'Ame : Elle
a des saillies & des mou-
uemens si dereglez qu'ils
approchent du miracle;
C'est ainsi qu'en parle
Hollier sur les Aphor.
cum putruit Melancholicus
succus edit mille miracula,
Et Fernel , *facit immania &*
horrenda symptomata; Elle fait
des symptomes horribles & pro-
digieux.

C'est pour cela à mon

auis, que nous trouuons
dans quelques vns de
nos Medecins des Recet-
tes, pour ceux qui sont
obsedez des malins Es-
prits, Tel est l'Antidote
appellé *Theodoretos Anacar-*
dios, que *N. Myrep.* * dit
estre bon pour ceux qui
sont tourmentez des dia-
bles; Et cet autre ra-
porté par *Actuar.* dans sa
Meth. *pro febre quartana*
laborantibus & à laruis seu
Dæmoniis occupatis.

Car si vous les conside-
rez comme il faut, vous

D

* ᾧ πρὸς
πᾶσαν ἱε-
ρῶν νόσον.
Sect. 1. de
Antid.

trouuerez qu'ils font compofez de * Simples, qui n'ont autre Vertu que de fortifier les parties nobles, purifier le fang, réiouir les Efprits, & diffiper la Melancholie: D'où ie tire cette conclufion qu'ils n'ont en effet aucune proprieté naturelle * capable de chaffer les Demōs; Mais qu'ils ont acquis cette reputation pour auoir gueri des Melancholiques qui eftoient fi cruellement agitez, qu'on

* *Hæ res non agunt in dæmonem Phyſicè. Campan. Valeſ.*

* *Horum remedium eſt in Religione, non in Schola Galeni. Paracel.*

les traittoit comme De-
moniaques , & on les
croyoit telspour la rareté
de leurs symptomes, *Agi-*
taui diu mecū quænā foret ratio
cur homines sæpe ita à rationa-
li abeunt sensu, vt mira quædam
ac stupenda illis contingant,
comperi denique parte plurimâ
hosce effectus admirabiles adeo,
atque inopinabiles BILIS
ATRÆ *quam Melancho-*
liam vocant, vitio prouenire.

Rhodi
Antiq. lect.
lib. 9. c. 24.

Puis qu'il est vray que
la Melancholie a des ef-
fets si rares, qu'il n'est pas
aisé de les distinguer d'a-

D 2

* Mirabilis est omnino humoris melancholici natura, & ad miras dispositiones, & OCCVLTAS QVALITATES recipiendas aptißima Senn. lib. 13. pract. med. sect. 2.

Il est faux que M. Blasme M. D. d'impieté vel n° se peut prouuer

* Le Card. d'Ossat en la 52. de ses Lettres par. 2.

uec ceux qui suiuent or-
dinairement la Demono-
manie ; Qui doutera
qu'elle ne doiue estre cõ-
sideree quand il s'agît
d'vn fait particulier qui
passe le commun? Si pour
cela vous accusez M. D.
de s'estre égaré , vous
l'estes vous mesme *de la*
sentence commun, & ne prenez pas garde qu'en le
blâmant d'impieté, vous
offensez la Memoire
d'vn grand Cardinal * duquel il a emprunté les
paroles desquelles il s'est

feruy.

Il n'eſt pas allé iuſques
à maintenir que cette hu-
meur a le pouuoir de fai-
re parler des langues in-
connuës ; Et pourtant
quand il auroit auancé
cette propoſition, vous
n'auriez pas droit pour
cela de luy reprocher
qu'il eſt tombé dans vne Er-
reur populaire, puis qu'il la
pourroit defendre par
des Exemples, & des
Raiſons que ie ne dedui-
ray point icy, puiſque ni
luy ni moy ne ſommes

* Sunt qui
ſcribant mu-
lierem illitera-
tam dum atra
bile agitaretur
latine loqui cõ-
ſueuiſſe, ceſſan-
te vero ægritu-
dine non qui-
uiſſe.
Rhodig.
Leuinus
Lemn. 2. de
ſecret. mir.
Eraſm. in En-
com. med.
Vuer.
Riolan.
& multi alij.

de cet auis.

Au lieu de prendre cette voye dans laquelle il n'euſt pas marché le premier, il eſt demeuré d'accord de tous les ſignes raportez dans le Rituel ; Et a ecrit de ſorte qu'il eſt facile à voir, qu'il eſt preſt de reconnoiſtre vne cauſe ſurnaturelle à Loudun, s'il eſt vray que ces Filles entendent les Langues étrangeres, ou qu'elles Reuelent les choſes occultes ; Mais vous

fans confiderer com-
bien vous eftiez obligé
de vous tenir ferré,
vous auez hardiment
fouftenu, *Que la Melan-*
cholie eft affez puiffante pour
faire predire les chofes à venir
par des vifions anticipees, &
fans Reuelation ; Si cela eft
vous ne lui pouuez de-
nier la faculté de faire
parler vn Idiome incon-
nu. Parce que ; *Maius eft*
præuidere futura, quam inau-
dita loqui.

Ie feray voir en fon *lieu
à quelle confequence tire

cette faillie, & pour quelles raisons vous estiez o-
bligé de suiure l'opinion
contraire ; Ie ne veux à
present autre chose sinon
vous faire remarquer
par la comparaison de
vos paroles & des fien-
nes, *que vous en dites bien da-*
uantage que celui que vous re-
prenez , & que vostre discours
approche plus à la doctrine de
Pomponace que le sien.

Auant que de passer au
second Point ie veux
examiner vne periode
qui remplist toute la 4.

DE LA POINTE,

juge de votre suite, la

trouueta si peu de rapport

à celle qui la precede,

& à celle qui la suit, qu'on

peut dire en verité, que

c'est vne piece detachée

de tout le reste. Vous

estes vne plaisante engeance

auec tous ces termes.

Il n'est que les Melancholiques qui ayent l'esprit à
la fois subtil, mais encore que l'Aire & l'Ancienne
déchaîne ces pauures gens qui se laissent surprendre,
l'impression au lieu des Diables ont leurs ventricules
remplis de sang, qui se irritent & quand cela se quille,
tumeurs en langue, se reputent à ce point & c. auec
ce seul filet.

Comme il n'y a point

d'obscurité dans le texte

c'est vous qui vous obli-

gez d'y faire vn Commen-

E

Τινὲς δ' ἓ
Δαίμονας
ἀπὸ γοηϊεί-
ὦν τ ἐχθρῶν
ἐπῆχθαι
αὐτοῖς ὑπο-
λαμβάνε-
σι.
C'est le texte
de Aëtius.

taire, auſſi n'y a t'il point
de ſubtilité au diſcours
de M. D. qui merite d'e
ſtre éclaircie; Il n'a point
detourné le ſens de cet
Auteur, ny abuſé de ſes
paroles, & comme s'il
euſt preueu que vous le
deuiez chicaner la def
ſus, il a adioûté au Tex
te grec ces deux mots,
(τ μελαγχολικῶν,) pour expli-
quer nettemết qu'il n'en
tendoit parler que des
Melancholiques; Voyés
ſes paroles pour com
prendre la ſincerité de

son difcours ; *Entre autres folles & extrauagantes imaginations des Melancholiques,* Aëtius remarque que quelques vns d'eux croyent eftre poffedez des Demons, par les enchantemens de leurs ennemis.

Qui croira que cela fe doiue appliquer à ceux qui font bien fenfez ? cependant vous en auez peur, car vous auertiffez le Lecteur de prendre garde à la Subtilité de ce difcours , & fe fouuenir que Aëtius n'entend parler que de

E 2

Sont les paroles de M. D. dans lefquelles le St. de la M. trouue de la fubtilité.

Toute cette obiection la cenfeur n'a articulé, car m'a dit feulement a propos d'vn paffage que les autheurs ne peuuent entendre qui y eft dit que de ceux qui ont dit ce difcours a deuenir melanch. et quil ne l'entendoit pas des fommes, pourquoy elles eft font plus eloignées que les hommes.

ceux qui sont foux, Sur
quoy ie voudrois bien
vous demander quelle
difference vous faites de
ceux qui ont le Iugemẽt
peruerti, d'auec ceux
qui sont foux? Si vous
me répondez (comme il
est vray) qu'il n'y en a
point, I'auray suiet de
vous dire que c'est le mo-
quer de ceux qui lisent
vostre liure d'employer
vne page toute entiere à
leur donner auis que ce
qui a esté dit de ceux qui n'ont
le Iugement peruerti, ne se doit

...que de ceux qui ne
...sages. C'est iuste,
...comme si, vo⁹ leur
...ne vous y trompez pas,
...qui a esté écrit par Ae-
...de ceux qui sont Malades,
...se doit entendre que de ceux
...qui ne sont pas sains. Au reste,
...ce n'est point vne chose
...re de voir des Melan-
...choliques qui s'imaginēt
...que les diables les tour-
...mentent. Hippocrate en
...it mention au liure des
...maladies des Vierges
...Annette en ces termes

ὃσα γαρ σρασιν ὑπο τινων μιζονων ἐρα-
...δαι δυναμεων τε προλεγειν τα ἐσομενα.

Et voſtre Campan. * *De-
liria facit ATRA BILIS,
itu vt Dæmones ſe vi-
dere credant.*

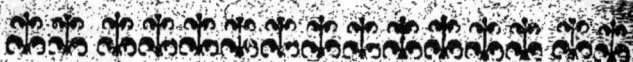

EXAMEN

DV II. POINT.

A Voir le Titre de
voſtre liure i'eſ-
perois que vous
rapporteriez les plus no-
tables actions qui ſe paſſent à Loudun, & que
vous prouueriez dire-
ctement qu'elles ſont ſi
étranges, que la Melan-

cholie ne peut en produi-
duire de pareilles, fi elle
n'emprunte l'aide d'vn
bon ou d'vn mauuais Ef-
prit. Mais au lieu de prẽ-
dre cette voye qui eſtoit
la ſeule que vous deuiez
tenir, vous confeſſez plus
qu'on ne veut des forces
de cette humeur, & ne
faites autre choſe que
ſouſtenir *qu'il n'y en a point*
dedans ces filles, & qu'il n'y
en peut auoir à cauſe de leur
ſexe.

Pour le prouuer vous
faites trois propoſitions.

falſité manifeſt,
mais n'en ayant
pas parlé.

*La 1. est
conceuë en ces
mes termes au
l. 4. à 206. pa-
ge de vostre li-
&c.*

*Les deux au-
tres dans la 23*

*Leur continua-
tion est depuis
la page 197.
jusques à la 26.*

*La 2°. Que les Femmes n'ont
point de disposition à la Melancholie. La* ... *Que tou...
Melancholie est chaude & sè-
che. La 3°. Que la Mela...
cholie Hypochondriaque...
laisse pas d'estre fort chaud...
encor qu'elle soit la plus frai...
de toutes.*

Elles sont toutes tro...
contraires à l'Experie...
à la Doctrine des Me...
cins, & à la Raison.

Pour la ... l'Experienc...
nous apprend si manif...
stement qu'elle est fauss...
qu'il ne faut avoir aucu...

ne conneſſance, Ie ne dy
pas de la practique de la
Medecine, mais de ce
qui ſe paſſe communé-
ment dans le Monde
pour en douter ; Car no⁹
voyons tous les iours
des Femmes melancholi-
ques ou furieuſes, telle-
ment preoccupées de
leurs Imagitations, qu'il
n'y a point de Raiſon qui
les en puiſſe diuertir,
vous pouuez à preſent
connoiſtre ceſte verité
aux petites Maiſons.

Auſſi n'i a t'il point de

E

✳ *L'autorité.*

Medecin✳ qui ait écrit de
cette matiere qui ne face

***Au liu. des
malad. des
Vierges.***

mention des Femmes,
Hippocrate en parle ſi
clairement que l'on di-
roit qu'il a voulu faire
voſtre proces.

Φοβέονται οἱ ἄνθρωποι ἰσχυρῶς ὥστε πα-
ραφρονέειν ᴄ ὁρᾷν δοκέειν δαίμονας ἐφ' ἑαυτ
δυσμρυέας, ἔπειτα ἀπὸ τ πειδῶτης ὄψιος
πολλοὶ ἤδη ἀπηςχονίαθησαν.

Les Hommes & les Femmes
delirent par fois de telle ſorte,
qu'ils s'imaginent voir des dia-
bles qui les tourmentent ſi cruel-
lement que pluſieurs ſe ſont
étranglez pour de ſemblables
viſions.

Il adioûte que cette
Melächolie eſt bien plus
familiere aux Femmes
qu'aux Hommes, parce
qu'elles ont l'Eſprit plus
foible Πλέονες * ὃ γυναῖκες ἢ ἄνδρες,
ἀθυμοτέρη γὼ ᾧ ὀλιγοτέρη Φύσις ἡ γυναι-
κείη ; Ariſtote ſemble auoir
pris de cet endroit ce
qu'il dit au 9. liure de
l'Hiſt. des Anim. ἔτι δ᾽ ὑπόθυ-
μον μᾶλλον τὸ θῆλυ τ᾽ ἄρρενος ᾧ διαπαλη-
τότερον.

Si les Femmes peuuent
eſtre Maniaques, qui
doutera qu'elles ne puiſ-
ſent eſtre Melancholi-
ques? Or qu'elles puiſſent

F 2

* *Plures Mu-
lieres quam vi-
ri.* NOTEZ.

estre Maniaques, le mef-
me Hippoc. l'a dit ex-
preſſement en l'Aphor.
40. du 5. liure.

Τυναιξὶν ὁκόσησιν ἐς τοὺς τίτθὺς αἷμα
σιστρέφεται μανίην σημαίνει.

*Quibuſcumque Mulieribus ſan-
guis ad Mammas colligitur
FVROREM ſignificat.*

Aretæus _* le dit auſſi
en ces termes ἐμάνησάν κοτε
γυναῖκες, *nonnunquam Mulieres*
FVROR infeſtat.

Galien au liu. *de Curat.*
per ſang. miſſ. dit que les
Femmes ſont ſuiettes à
toutes ſortes de Mala-
dies, mais en particulier

il écrit ∗ qu'elles peuuent ∗ 3 . de locis affect.
estre Melācholiques par
la suppreſſion de leurs
Mois. ὅτὸν ἐπέσχηταί τις αἱμορροῖς,
ἢ καταμήνια ταῖς γυναιξί.

Aeginete ∗ dit la meſ- De re med.
me choſe au liu. 3 chap.
14.

Trallianus rapporte
l'Hiſtoire de pluſieurs
Femmes qui ont eſté
Melancholiques , & de
deux entre autres , dont
l'vne s'imaginoit que le
Monde eſtoit contenu
dans ſon Doigt, & n'oſoit
reuerſer la Main, de peur

de ruiner l'Vniuers de
fond en comble : l'autre
croyoit si bien auoir aua-
lé vn Serpent qu'on ne
luy pût oster cette Ima-
gination, qu'en luy sup-
posant vn Serpent dans
le Bassin dans lequel on
la fist vomir.

Sennertus (apres auoir
asseuré que cette mala-
die peut arriuer *omnibus*
naturis,) fait vn *Chapitre
expres de la Melancho-
lie des Femmes, & dit
qu'elle est fort familiere
Virginibus & Viduis.

* lib. I. pract.
medic. part. 2.
cap. 13.

Qui a t'il de plus clair
que ce qu'en dit Arnault
de* Vileneuue? *Qui Cor ha-*
bent debile (vt MVLIERES)
facilius incurrunt in Melancho-
liam. I'ay leu la mefme
chofe dans Liebaut fur le
Commétaire de l'Apho-
rif.* que vous auez cité
dans la page 16. *Pufillani-*
mitas & cordis langor qualis
eft in MVLIERIBVS, non
parum confert ad timorem &
moerorem.

Vous voyez bien com-
me ie croy, que tous les
Medecins font contre

faute de l'Imprimeur

De part.
operat.

C'eft le 23.
du 6. liure.

Par raifons.

vous; Venons à la raiſon.

Pour monſtrer claire-
ment qu'elle n'eſt pas de
voſtre coſté, ie n'ay qu'a
detruire la ſeconde &
troiſieſme de vos propo-
ſitions; Car elles ſeruent
de fondement à la pre-
miere, & ſi ie puis vne
fois iuſtifier que toute
*Melancholie ne vient pas de
chaleur & ſeichereſſe*, i'auray
ſuffiſamment prouué,
*qu'elle n'eſt pas tant incompa-
tible auec le temperament des
Femmes comme vous dites.*
Pour y paruenir.

Ie suppose que le mot
(MELANCHOLIE)
signifie deux choses. 1. V-
ne Maladie. 2. Vne Hu-
meur; La Maladie a pris
le nom de l'humeur qui
luy sert de Matiere , &
n'est autre chose *qu'vn de-*
lire sans Fieure, accompagné le ~~fautе Notablе~~
plus souuent de crainte & de
tristesse

Nous sommes d'accord
de la nature & de la de-
finition de cette maladie; ~~point d'accord~~
Mais no⁹ differons tout
à fait quant à sa Cause;
Car vous dites *qu'elle vient*

G

tóûiours d'vn excés de chaleur
qui enflame les deux Choleres,
Et moy ie souftiens que
non.

Pour connoiftre com-
bien vous eftes trompé
en cela , il faut fçauoir
que ce mot (Melancho-
lie) lors mefme qu'il eft
pris pour vne Humeur,
peut fignifier deux cho-
fes. *Le Suc melancholique*:
Et l'humeur Atrabilaire; Cette derniere fe fait du premier lors qu'il eft brûlé
& rôty;ou bien par l'adu-
ftion du Sang , ou de la

il faut venir
les autheurs que
m̃ ã cité

Bile iaûne, & s'appelle Μέλαγχολή· Mais le Suc melancholique (c'est à dire cette Humeur noire qui n'a point encore esté embrazée, ni recuite) retient toûiours son nom, & s'appelle μελαγχολικὸς χυμος.

Cela supposé; Il est facile de vuider la Question qui est entre nous, au moins si vous en voulez croire *les Genies de l'Echole Grecque & Latine* : Car encor que ie confesse que la Melancholie (que ie predray desormais pour

vne maladie & non pour
vne Humeur) arriue fou-
uent par l'aduſtion de la
Bile iaune, du Sang, ou
du Suc melancholique,
Ie nie pourtant que ce
ſoit toûiours, & ſoûtiens
contre vous *que fort ſou-*
uent elle n'a point d'autre cau-
ſe, que l'Abondance du Suc
melancolique qui eſt froid &
ſec.

En cette propoſition
qui eſt contraire à la voſtre, i'ay deux choſes à
prouuer. La 1. Que le
Suc melancholique eſt

L'Imprimeur a
oublié vne h à
melancholiq

froid. La 2. Qu'il est capable de cauſer la Melā-
cholie ſans eſtre brûlé ny
enflamé.

Vous ne pouuez nier
qu'il ſoit froid & ſec, ſans *Qu'il eſt froid.*
contredire aux principes
de la Phyſiologie qui
nous apprend que de
quatre Humeurs qui cō-
poſent & nourriſſent no-
ſtre Corps, il y en a vne
qui répond en qualitez, à
la Terre, & à l'Autum-
ne , par ce qu'elle eſt
froide & ſeiche, C'eſt vn
Suc épais en conſiſtence,

froid & sec en son tem-
perament, ainsi que le
décrit Fernel au l. 6. de la
Phys. *Pars sanguis quæ cras-*
sa, frigidâ & sicca est, melancho-
licus Succus appellatur ; Hanc
Medicorum præcipui visi sunt
Μέλαινα καλῶν χυμὸν ὁ μέλαγχυ χολῶς.

Gorræus sur le mot
μελασχολία en parle de la
mesme façon ; *Cum duæ*
sint humoris melancholici dif-
ferentiæ, vnus frigidus & sic-
cus, alter calidior, &c.

Cela est prins de Ga-
lien au l. 3. de *locis affectis,*
où il dit *qu'il y a deux nota-*

faute de l'imp

faute de l'imprimeur
qui a mis vn mot
d'autre.

bles differences de cette Humeur, dont l'vne est côme la Lie
du Sang grossiere & épesse
semblable à la lie de Vin, l'autre est plus subtile, acre & mor-
dicante, &c.

Il appelle la premiere
Suc melácholique, par ce
qu'elle n'est pas encore
Atrabilaire καλεῖν αὐτὸν ἔιωθα με-
λαζχολικὸν χυμὸν μέλαγχδμ γ᷈ρ χολὼ
ϑδέπω δικαιῶ τὸν τοῖϑτον ὀνομάζειν;
l'ay de coûtume de l'appeller
Suc melancholique parce qu'il
ne merite pas encor le nom d'A-
trabilaire.

Or que ce Suc froid *Qu'il cause la*
& noir puisse causer la *Melancholie.*

Melancholie sans estre
embrazé, le mesme Au-
teur l'enseigne au mesme
endroit, ὅτὸν πλεονάζει μελαγχο-
λίαν ἐργάζεται *quando abunda-*
melancholiam facit.

Et au 2. liure des cau-
ses des Sympt. il dit *que*
les delires melancholiques sont
causez par vn ˟ *Suc froid.* Μόνα
δὲ αἱ μελαγχολικαὶ καλ ὔμναι παράνοια,
ψυχρότερον ἔχουσι τὸν ἄιτιον χυμόν.

Andernacus y est ex-
pres, *les vns, dit-il, s'imagi-*
nent estre vne Montagne, les
autres des chiens, & toutes ces
especes de Melancholie vien-
nent d'vne Humeur froide,

DV II. POINT.   57

Et hæ melancholicæ dementiæ
species originem à FRIGIDO
HVMORE traxerunt·

* Comment. 1.
dialog. 8.

Ie ne m'étône pas beau-
coup que vous n'ayez
pas pris garde quelle é-
toit l'Opinion de ces Au-
teurs (car vous ne les a-
uez pas leus) mais ie
trouue fort étrange, que
vous ayez cité Hollier
& Aetius, qui depofent
fi nettement contre vous
que ie veux bien m'en
rapporter à ce qu'ils en
difent.

La Melancholie, dit Hol-

H

lier, *se fait par vne Intemperie*
froide & seiche, & vne Hu
meur de mesme temperament.

Qu'en pensez-vous? di
rez-vous encor que cet
Auteur est de vostre par
ty? Ecoutez comme il
en parle vn peu plus bas
vulgaris opinio nobis hau
quaquam ita videtur accipien
da quasi Melancholia semper
ab Intemperie Frigida oriatur.
comme s'il disoit, *Encor*
que ie scache bien que cette Ma
ladie vient fort souuent d'vne
intemperie froide, cependant ie
ne suis pas de l'auis de ceux

Houllier est de
L'opinion que le
Censeur refute

qui croyent qu'elle ne se fait

point autrement.

Aetius ne vous fauorise
pas dauantage, car au
mesme endroit que vo⁹
auez cité il dit *que les Me-*
lancholiques souffrent certains
symptomes qui ne leur arriuent
que par la Froideur de la me-
lancholie.

Si ie vous fay voir
qu'Aristote vous con-
danne, ie m'assure que
vous n'appellerez pas de
son Iugement, par ce qu'ē
la page 104. vous dites
qu'il n'y a point d'Auteur

si puiſſant que lui pour faire
impreſſion ſur l'Eſprit des Do-
ctes.

Il appelle fort ſouuět le
Suc melancholique, &
l'humeur Atrabilaire d'ú
meſme nom, c'eſt à dire
Μέλαγγα χολή, mais il recon-
noiſt qu'il y en a de deux
ſortes, l'vne froide tout
à fait,& l'autre extreme-
ment chaude.

fault le ſupprimer

Διὰ μὲν τὸ ἀνώμαλον εἶναι τὴν δύναμιν
τ μολαίνης χολῆς, ἀνώμαλοί εισι οἱ με-
λαγχολικοὶ ⸀ γὰρ ψυχρὰ σφόδρα γίνεlαι
⸀ θερμὴ *Pour ce, dit-il, que*
cette Humeur noire n'eſt pas
d'vne meſme façon, & qu'elle

a des qualitez oppofees & differentes , les Melancholi- ques ne reffemblent pas les vns aux autres ; Et cette difference vient de ce que cette Humeur eft quelque fois * extremement froide , & d'autres fois fort chaude.

* Notez
ψυχρα
σφοδρα:

Aioûtons à ces témoi- gnages vne Raifon ; *La Melancholie, eft vn delire fans fieure auec * crainte & trifteffe; De to⁹ les Sucs il n'y en a point de fi puiffant pour caufer vne alienation d'Efprit auec peur & trifteffe que le Melächolique froid & fec; Il eft donc euident*

* *Delirium fi- ne febre , cum metu & mœ- ftitia.*

qu'il n'y en a point de plus ca-
pable de causer la Melancho-
lie que celuy la; Si vous en
doutez, considerez quel-
les sont ses qualitez, premieres & secondes. Il est
froid & sec, noir & épais;
Y a t'il rien de si puissant
pour alterer la bonne
complexiõ du Cerueau,
& troubler la pureté des
Esprits? *Sufficit* (dit vostre Sennertus) *ad Me-*
lancholiam generandam si spi-
ritus animales naturalem pu-
ritatem & luciditatem amit-
tant.

Si cela est, il faut con-
clure que le Suc melan-
cholique a bien mieux
les conditions necessai-
res à produire la Melan-
cholie que vos choleres
brûlées ; Puisque par sa
froideur il diminue la
quantité des Esprits, par
sa seichereffe il les rend
capables de conseruer
long temps l'espece d'v-
ne forte & opiniatre Ima-
gination , & par sa noir-
ceur il les priue de leur
clarté & subtilité natu-
relle.

Vo⁹ me direz (cõme vo⁹
faites en la 8. page de voſtre liure) *que cette Humeur*
n'eſt pas froide de ſoy, & encor
que les ſymptomes qu'elle produit
portent les couleurs d'vne Cauſe
extrememement froide, que c'eſt
par accident ſeulement, & en
conſequence d'vne chaleur é-
trangere.

Ie répons que c'eſt en
cela que vo⁹ vous trom-
pez ; car lors que ce Suc
froid & noir, remplit les
venes, ou le Cerueau, il
excite des Symptômes
melancholiques par ſoy

Cela eſt faux,
ces conditions d'vn
ſuc Empeſchent
d'y pouuoir mouht
ſans l'aide de
la Chaleur.

mesme, sans emprunter
le secours d'aucune cha-
leur immoderée, ni in-
flammation precedente.

Cela est clair dans Ga-
lien & dans Aristote, car
lors qu'ils veulent signi-
fier qu'il fait la Me-
lancholie par sa quan-
tité, ils disent ὅταν πλεονάζῃ
ὅταν ὑπερβάλλῃ; mais pour
specifier les accidens
qui arriuent lors qu'il
est enflamé & Atrabilai-
re ils vsent de ces mots
ἐὰν δ' ὑπερθερμαινθῇ.

Aetius l'explique aussi

I

bien nettement lors qu'il
dit *Porro nigrescit hic Humor*
supercalefactus, aliquando etiam
superfrigefactus ; nam quale
quiddam patiuntur Carbones
extincta flamma nigrescentei,
tale quiddam circa clarum san-
guinis colorem frigiditas facit
Et videmus quædam corpora
liuida fieri & denigrari à
frigiditate.

Concluons donc, qu'il
y a vn Suc melancholi-
que qui est froid de sa
nature,& qui en cet étar
peut causer la Melancho-
lie, & par consequent

qu'il n'est pas vray *que toute Melancholie soit chaude & seiche.*

Vous tâchez pourtant de confirmer cette pro-position par vne autre, qui est encore moins rai-sonnable. Vous argumē-tez, *à minori ad maius,* & dites, *Puis que la Melan-cholie Hypochondriaque, qui est la plus froide de toutes, est chaude, il faut que les autres le soint aussi.* Vôtre suppo-sition nest pas vraye, Car tant s'ē faut, que l'Hypo-chondriaque soit la plus

La 3. Propo-sition est refu-tée.

I 2

froide de toutes les Me-
lancholies, qu'au contraire elle est la plus chaude;
& afin que vous n'en
puissiez douter.

Supposons (par ex-
emple) qu'il y ait deux
Melancholiques, dont la
maladie soit causée par
l'Abondance de ce Suc
noir & terrestre que i'ay
prouué estre froid & sec
& qu'il n'y ait autre difference entre eux, sinon
que l'vn soit frappé au
Cerueau, *& qu'en l'autre
la cause du mal soit côte-

Cela s'entend
Cæteris pari-
bus.

Idiopathice.

nuë dans les Hypochon-
dres. Il est constant que
le premier est Melancho-
lique purement & sim-
plement par l'excés d'vne
Intéperie froide & seiche,
& par la plenitude d'vne
Humeur de mesme tem-
perament, sans qu'il soit
besoin que cette indispo-
sition soit reueillée par
aucune* inflammatiõ ou
chaleur immoderée, au
contraire la seule quan-
tité de ce mauuais Suc
deregle les fonctions de
l'Ame, & trouble l'Ima-

Cette suppos-
tion sera prou-
uée clairement
au 3. point.

gination par la mauuaife
Qualité qu'elle imprime
aux efprits.

Il n'en va pas de mef-
me du fecōd; Car le Cer-
ueau eft affez bien tem-
peré en luy ; Tou
le mal qu'il fouffre luy
vient d'ailleurs , c'eft à
dire des entrailles qui
font farcies d'Humeur
melancholique, laquelle
étant de foy froide, épef-
fe & pefante, ne donne-
roit iamais à la Tefte, fi
elle n'eftoit pouffée par
la chaleur qui l'attenue

& luy fert de vehicule.
Ce n'eſt pas le plus fou-
uent ſa ſubſtance qui oc-
cupe le ſiege de la Rai-
ſon, ce ſont ſes vapeurs
ſeulement, qui preſuppo-
ſent de la chaleur pour
eſtre faites & éleuees;
Cela eſt ſi vray que lors
que vous auez voulu
prouuer par l'autorité
des Medecins, que toute
Melancholie eſt chaude,
vous n'auez point alle-
gué de paſſages que ceux
qui parlent de la Melan-
cholie Hypochōdriaque

en particulier, tellement
que pour renuerser vôtre
troisiéme proposition, Ie
ne vous en puis apporter
de meilleurs que ceux
que vous auez citez en
la sixiéme page de vo
stre liure, Φλόγωσιν Viramque Bile,
　exurentem.
Inflammationem circa stomachum exortam.
Incendium cum rubore, &c.

Apres auoir prouué
bien amplement que la
seconde & troisiéme de
vos propositions ne sont
pas soûtenables; Ie pour
roy vous conuaincre d'a
uoir mal à propos auan

té la premiere; Car si toute Melancholie n'est pas
chaude, les Femmes ont
pour le mois quelque dis-
positiõ à celle qui est froi
de; Mais ie n'en veux pas
demeurer là, par ce q; vo⁹
pourriez encor brouiller,
& dire, qu'à la verité vo⁹
reconnoissez, que la Me-
lancholie pût estre quel-
que fois l'effet d'vne Intemperie froide, *mais que*
vous n'entendez pas parler de
celle la ; & que vous disputez
seulement de cette Humeur
prodigieuse qui ne fait des Mi-

K

racles que par le moyen de l[...]
chaleur qui l'anime.

§ Outre que cette fuitt[...]
ne vous eſt pas permiſe
(par ce que vous parlez
de toutes les Melancho[...]
lies en general & ſans ex[...]
ception) elle vous eſ[...]
inutile;Car pour abattr[...]
les dernieres de vos de[...]
fences , & ruiner vôtr[...]
diſcours ſans reſource,I[...]

Que les Fem-
mes ne ſont pas
exemptes de la
Melancholie
qui procede de
chaleur.

ſoûtiens contre vous qu[...]
les Femmes ſont ſujette[...]
non ſeulement à la Me[...]
lancholie froide,mais en[...]
çor à celle qui ſe fait pa[...]

aduſtion, & qui ſe rafine
& recuît par vne chaleur
étrangere.

Pour éclaircir cette ma-
tiere. Ie ſuppoſe que les
Hommes & les Fem-
mes peuuent eſtre Me-
lancholiques en deux fa-
çons, ou par vne com-
plexion naturelle,ou par
vne diſpoſition contra-
ctée par accident. Ceux
qui naiſſent de telle ſorte
que leur temperament
panche du coſté de la
Melancholie, y ſont na-
turellement ſuiets,par ce

que cette Humeur a do-
miné dans les principes
de leur generation. Au
contraire ceux qui font
tels par accident, ne font
pas nez enclins à cette
maladie , mais ils ont
acquis vne feconde Na-
ture par l'vfage des cho-
fes melancholiques. C'eft
ce que veut dire Gal.

Loc. cit. γεννᾶται δ' ὁ χυμὸς ὗτος ἐνίοις πολὺς ἢ δια
τὴν ἐξ ἀρχῆς κρᾶσιν, ἢ δι' ἔθος ἐδεσμά-
των εἰς τοιῦτον χυμὸν μεταβαλλόντων,

Loc. cit. Et Aetius , *Cognofcere*
itaque oportet , quod duplex
eft Melancholiæ fpecies , qui-
dam enim ex natura , & ali

initio atram bilem habent, qui-
dam ex mala diæta postea id
temperamentum acquisiuerunt.

Cela supposé.

Ie dy en premier lieu
qu'il est vray que le temperament des Hommes
a plus de disposition à la
Melancholie * naturelle
que celuy des Femmes,
par ce qu'il est pl° chaud
& moins humide, mais
cela n'empesche pas qu'il
ne s'é puisse trouuer quelques vnes entre les autres
qui en soiñt atteintes,
d'autant que toutes les

Femmes ne naiſſent pas
ſi froides · & humides,
qu'il ne s'en rencontre
pluſieurs dont le tempe-
rament eſt plus proche
de celuy des Hommes
que de celuy des Fem-
mes, *ita verum eſt Mares*
Foeminis eſſe calidiores, vt ni-
hil impediat Foeminam ali-
quam viro aliquo eſſe calidio-
rem.

Cela eſt pris de Galien
au 3. liure. *de pulſ. cauſis*
c. 3. Car apres auoir dit
que generalement par-
lant, les Hommes ont le

* *Vous auez reconnu cette verité dans la page 109.*

* *Vales. in controu. med. & Phil.*

poux plus grand que les
Femmes, par ce qu'ils
font plus chauds; Il aioû-
te *que cela n'eft pas toûiours*
vray, comme par exemple, fi on
compare vn Homme froid auec
vne Femme BILIEVSE *&*
robufte.   Cæterum fecundum
aliquas differentias præter naturam in Muliere pulfumre-
peries quam in viro longe maio-
rem, vt * fi hominem frigido
præditum temperamento, molli-
terque educatum cum biliofa
viragine conferas. C'eft de
cette Melancholie natu-
relle qu'Ariftote croyoit

* Φλεϐμα-
τικώτερον
φύσει.
* παραϐαλ
λόμϐνον
γυναικί χο-
λϐεσϊερα
ξηροτέ-
ρα Notez.

fault de l'Imprimeur

queles Sibÿles & les Bac-
chantes eftoient émeuës,
lorsqu'il a dit qu'elles a-
uoient τὴν θερμότητα ταύτην μὴ νοσή-
μαλι, ἀλλὰ φυσικῇ κράσει, & Ballonius rapporte l'Hiftoire
d'vne Femme qui eftoit
naturellement melācho-
lique. *Dubitabamus num à*
liene morbus effet, quià Virgo
Confiliorum *erat NATVRA Melancho-*
med. lib. 2. *lica.*
hift. 4.

§ Ie dÿ en fecond lieu
que la Melancholie qui
vient par accident, tant
chaude qu'elle puiffe e-
ftre, eft du moins auffi

familiere aux Femmes
qu'aux Hommes. Elles
naiſſent à la verité com-
munement parlant, auec
des diſpoſitions contrai-
res à la chaleur & à la
ſeichereſſe, mais auſſi il y
a tant de choſes qui peu-
uent changer en elles cette complexion naturelle,
que pour dire qu'elles ne
peuuent eſtre Melācho-
liques, il faudroit ſoûtenir que leur temperamēt
eſt inalterable, & à l'é-
preuue de toutes les cau-
ſes qui les peuuent é-

L

chauffer ; *Les Femmes dites-vous font froides & humides*, que s'enfuit-il de là?
que tant qu'elles demeu-
reront en cet état elles
ne feront point trauail-
lées de cette maladie
chaude & feiche dont
nous difputons, mais ce-
la ne prouue pas qu'elles
y demeurent touiours,&
qu'elles ne puiffent paf-
fer à vne difpofitiõ con-
traire ;* les veilles, les
ieufnes,la vie folitaire, la
meditation , l'vfage des
viandes chaudes, la cho-

*Vita fedenta-
ria, ira, cura
mœrores, vigi-
lia huic malo
caufam prabēt.
Sennertus
ὄτδυ ἐν
ἀγρυπνίαις

[marginal handwritten notes]

lere, la triftefte, l'amour,
la crainte, tout cela les
peut échauffer, & rendre
leur temperament fufce-
ptible de la plus chau-
de manie.

Que fi pour eftre froi-
des & humides elles ne
pouuoient receuoir les
difpofitions Melancho-
liques ou Atrabilaires,
par ce qu'elles font con-
traires à leur conftitutiō,
il faudroit par vne con-
fequéce neceffaire qu'el-
les ne fuffent iamais trauaillées de fiéures arden-

tes, ou hectiques, d'Eryſi-
peles, de coliques bilieu-
ſes, & autres maladies
qui recónoiſſét pour leur
cauſe efficiéte vne In-
tépérie chaude & ſeiche.

Cette verité eſt confir-
mée par vne belle Sếten-
ce d'Hippo. au 6. des Epi-
dem. *ſimiliter & bilioſum &*
ſanguineum Corpus atrabilariũ
fit ſi non habeat euacuationem,
Si les Corps pleins de ſang ſont
priuez des euacuations qui leur
ſont neceſſaires, ils ſe font auſſi
bien MELANCHOLI-
QVES *que les bilieux.* Pеſez

* ὡσαύτως
τὸ ἐπίχο-
λον ᴅ ἔναι-
μον σῶμα
μελαγχο-
λικὸν.

biẽ ces paroles, & vo⁹ trou
uerez qu'elles prouuẽt di-
rectemẽt ma propofitiõ.

Ie paffe outre & foû-
tiẽs côtre vous qu'elles y
font plus fuiettes que les
Hommes, par ce qu'il fe
fait en elles vn plus grãd
amas de fuperfluitez qui
fe brûlent, & deuiennent
malignes pour auoir lõg
temps croupi dans les
vénes, ou dedans les en-
trailles. Les Hommes
pour la plus-part ont
le Corps rare & ou-
uert, l'exercice leur fait

Que les Fem-
mes font plus
fuiettes que les
Hommes à la
Melãcholie qui
vient par acci-
dent.

dissiper beaucoup d'ex-
cremens par insensible
Transpiration, Les Fem-
mes au contraire demeu-
rent dans l'Oisiueté, leur
corps est moins transpi-
rable, la chaleur , les Esprits & les humeurs de-
meurent au dedans , &
contribuent tous ensem-
ble à la generation des
maladies   Melancholi-
ques.

Cette pensée est con-
firmée par Aristote en
la section 10.de ses Probl.
où il dit τὰ τῶν γυναικῶν σώματα

Ραθυμολέ-
ρησι διαι-
τησι χρέον-
ται.
Hipp. de diæta
lib. 1.

ἄιτιον δὲ πνοα ἢ τὰ τ̄ ἀνδρῶν, *les corps
des Femmes font moins ouuerts,
et n'ont pas la transpiration si
libre que ceux des Hommes.*
Galien au liure que nous
venons de citer, *taceo cor-* * C'est au 3. de
pulfuum canfis.
*pus virile ad perspiratum esse
optime comparatum, purum et
vacuum excrementis neque
compressum, foeminis autem
contrario modo dispositum,*
C'est ainsi que raisonne
Ballonius sur la maladie
de cette Fille melancho-
lique; *Cum Mulier sit, vni-
uersali Mulierum conditione
cutim astrictam habet, ita vt*

non sit mirum si facile de statu
sanitatis deiiciatur.

Iugez de là, que ce qui
manque aux Femmes
dans l'actiuité & l'Ener-
gie de la chaleur naturelle, est plus que suffisamment recompensé par la
suppression & par la
pourriture des superflui-
tez, parce que *idem putredo*
efficit quod vehemens incendiũ.

C'est ce qui a fait dire
à Hippocrate *que la Fem-*
me est plus chaude que l'Hõme

Fernel.

θερμότερον ἔχει τὸ αἶμα ἡ γυνὴ, C διὰ
τῦτο θερμοίερη ἐςὶ τ̃ ἀνδρὸς.

Calidiorem
habet sangui-
nem & propte-
rea calidior est
quam vir.

A la verité fi vous re-
gardez les principes de la
generation des Hommes
& des Femmes, vous
trouuerez que les Hom-
mes font plus chauds,
par ce que ἀπ᾽ ἀρχῆς ἐν τοιύτοισιν
ἑκάτερα ἐγένετο, *ab initio ex tali-
bus ortum habent*, mais d'autre part, fi vous confide-
rez la façon de viure des
Femmes, & qu'il y a
vne infinité de caufes
qui les remplissent, &
qui alument vn feu de
uppreffion dedans leurs
uenes, vous confefferez

M

* τῶν δὲ
πάντων τὰ
μὲν ἄρσενα
θερμότερα.
Hip. de diæta.

qu'en quelque façon el-
les font plus chaudes, &
direz auec le mesme
Auteur Ἀνδρὶ τὸ σῶμα ὂχ ὑπερθερ-
μαίνεται ὑπὸ πληθώρης ὡς τῇ γυναικί,
le Corps de l'Homme ne s'é-
chaufe pas tant par la plenitu-
de que celui de la Féme, comme s'il disoit; Ie n'entens
pas que la Femme soit
pl° chaude que l'Hóme
par les loix de son Tem-
perament naturel, mais
seulement par accident
lors que só * Corps est a-
breué de sang, & ses vais-
seaux si pleins, que la

* πληρου-
μένων τ
σαρκῶν.

quantité excite vne cha-
leur contre nature qui
furpaffe beaucoup la na-
turelle ; En cet état elle
eft toute en feu, fes Ef-
prits font agitez & é-
meus καιομένης τ κοιλίης ὑπὸ τ̄ μη-
τρέων ἐργέων πληρέων αἵματος. Ainfi
ie conclu, que quand
ce diuin Efprit n'auroit
point ailleurs prononcé
abfolument πλέονες γυναῖκες ἢ
ἄνδρες, il ne faudroit pas
laiffer de foûtenir en cet
endroit,que les Femmes
font plus fuiettes que les
Hommes, à la Melan-

* *Ardet anxia eft.*

M 2

cholie qui se contracte
par maladie, puis qu'il
est vray qu'elles sont
plus chaudes ὐ διὰ φύσιν ἀλ
λὰ διὰ νόσον.

** Non naturâ
sed morbo.*

Aristote.

Cette doctrine est re-
ceuë non seulement des
Medecins, mais encor
des Theologiés qui (lors
qu'on leur demãde pour
quoy les Femmes sont
plus souuent trauaillées
des Demons que les Hõ
mes) respondent ordinai-
rement, que cela arriue
parce qu'elles sont plus
affligées des maladies

melancholiques, lesquel-
les donnent accés au De-
mon, *quia succus melancholicus maxime omnium paratus
est ad desperationem adigere,
quam Dæmones maxime exop-
tant.* Vales.

Ie dy en troisiéme lieu, *Que les Fem-
que quand il seroit* vray *mes en sont
que les Femmes ne sont *plus mal-trait-
tées que les
pas si souuent trauail- *Hommes.*
lées de cette Máladie,
que les Hommes, vous
n'en pourriez tirer au-
tre consequence sinon
qu'elles en sont plus
cruellement traittées,

& plus violemment agi-
tees, par ce que la Melancholie eſtãt plus oppoſée
à leur Temperament, el-
le les éloigne dauantage
de leur conſtitution na-
turelle.

Cette concluſion eſt
conforme à la doctrine
des Medecins, fondée ſur
cet Aphoriſme. *Minus
periculoſe ægrotant ii quorum
morbus eſt congener , & fami-
liaris naturæ, ætati, &c* Ariſtote explique ces paro-
les, & dit que la cauſe eſt
plus violente qui fait vne

maladie chaude & feiche
dans vn Temperament
froid & humide qu'en vn
autre ; Ainfi quand les
Femmes font atteintes
de Melancholies atrabi-
laires, leurs Symptomes
doiuent eftre plus fâ-
cheux & plus extraor-
dinaires , d'autant que
l'humeur eft bien bouil-
lante & bien maligne,
qui pouffe vne Femme
iufques dans l'Extafe &
la Furie, en dépit de la re-
fiftence qu'y apportent
les qualitez naturelles à

Raifons contr.
à la Doctrine du
Cenfeur & qui
confirment celle
de Mr.

faute de Marpineau
& mot Normand

son sexe, c'est ce qu'Aret
a remarqué. *Mulieres furor*
infestat cum ipsarum vteri a
congressum apti euaserint, alia
vero haud ita facile, sed admo
dum acerbe, in furorem agun
tur.

Andern. parlant de la
Melancholie dit qu'en
tre toutes sortes d'aages,
& de sexes, les Femmes
en sont plus cruellement
affligées, *si ætatem spectes, iu*
uenes, consistentes, senesque, in
ter hos fæminæ grauius illo mor
bo affligi solent. Et Leonus,
Melancholia quæ Mulieribus

Loco cit.

Faute de l'Imprimeur
ou solæcisme

fallace

accidit est deterior, nam propter
subiecti disconuenientiam præ-
sumitur oriri à fortiori causâ.

Disons pour conclusi-
on, que cette fâcheuse
maladie ne suit pas toû-
iours les conditions du
Temperamēt, mais qu'el-
le demeure attachée à
vne certaine qualité oc-
culte, qui se glisse aussi
facilement dans les ve-
nes des Femmes, que dās
la teste des Hommes, a-
uec cette difference pourtant qu'elle est bien plus
maligne en celles là, par

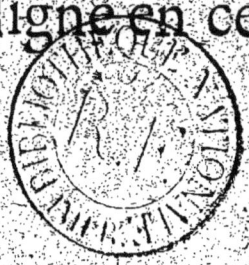

ce que la matrice se ioi[n]
auec elle , & luy aioû[t]
vn venin particulier, q[ui]
la rend plus furieuſe ; D[e]
là viennent μητρομανίαι *Ga[r]*
litates, Furores vteri , &c.

Ie penſe auoir aſſ[ez]
clairemēt refuté les tro[is]
propoſitions de vô[tre]
ſecond point , puis q[ue]
i'ay prouué que tou[te]
Mélancholie n'eſt p[as]
chaude , & qu'il n'y [a]
point de priuilege da[ns]
le ſexe des Femmes q[ui]
les puiſſe garātir de cett[e]
maladie ; Partant M[on]

Duncan demeure iuſti-
fié, & les perſonnes rai-
ſonnables iugeront bien
que ſans eſtre Aueugle,
ou ignorer le Tempera-
ment des Femmes, il a
peu douter ſi les R. de
Loudun n'eſtoint point
Melancholiques, en vn
temps principalemēt au-
quel pluſieurs ſignes, qui
ont depuis confirmé la
poſſeſſion, n'auoint
point encor
paru.

N

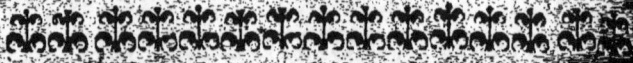

EXAMEN

DV III. POINT.

APRES auoir dis
couru de la Me
lancholie en gene
ral, Vous venez aux esp
ces particulieres, Et pour
faire voir que les R. R.
de L. ne sont point inco
modées de celle qui es
propre au Cerueau, vou
dites, *qu'elle ne peut arriue
sans inflammation, laquelle es
preque inconceuable dans vn
partie froide & humide;*

*Page 30. de
vostre liure.*

que ſi elle ſe faiſoit dans le Cerueau ce ne ſeroit pas vn moindre
miracle que de voir du feu brûler dãs vne Riuiere ſans artifice.

Ce Diſcours contient
deux propoſitions, l'vne
affirmatiue, & l'autre
negatiue; L'affirmatiue
& la premiere eſt telle,
l'Inflammation du Cerueau
precede toûiours la Melancholie idiopathique.

La ſeconde & la nega-
tiue, que cette Inflammation
n'eſt pas plus poſsible que de
voir le feu brûler dans vne Riuiere ſans artifice.

Elles sont toutes deux
fausses.

Pour la premiere ; Ell'a
les mesmes defaux que
celles ausquelles ie viens
de répondre ; c'est à dire
qu'elle est directement
opposée à la doctrine des
Medecins & à la Raison.
Et si vous voulez pren-
dre la péne d'examiner
attentiuemét ce que no-
auõs dit au second point,
vous trouuerez que les
mesmes choses (qui prou-
uent que la Melancholie
en general ne presuppose

pas toûiours vne inflam-
mation,) valēt auſſi pour
cette eſpece qui eſt pro-
pre à la Teſte ; Mais ſi
vous eſtes reſolu de tenir
iuſques à l'extremité , &
ſi vous refuſez de vous
rendre que premieremēt
on ne vous apporte des
preuues qui parlent du
Cerueau en particulier,
écoutez ce que dit Gal.
au *3. de loc.* parlant du
Suc melācholique froid,
& non enflamé, ὅτͷ πλεο-
νάζει ἐν αὐτῷ τῷ τ ἐγκεφάλȣ σώμαλι
μελαγχολίͷ ἐργάζεται. marquez

ces mots *in ipso cerebri cor-*
pore.

Au Tr. des
malad. melanc.
Du Laurans que vous
auez cité dans vos mar-
ges dit expressement *que*
la Melancholie qui se fait par
l'Intemperie froide du Cerueau
est accompagnée de tant, & de
si fâcheux accidens qu'elle doi
émouuoir vn chacun à compas
sion.

Ie sçay bien que ce que
vous dites arriue quel
que fois, mais non pas
toûiours. C'est ce que Rô
delet a distingué dans sa
methode; *Aliquando cerebru*

tantum afficitur, vel quia partis
intemperie humor melancholi-
cus cumulatur, vel quia poſt
capitis inflammationes illic re-
linquitur.

Il ſe trouue en effet des
Melancholies qui ſuiuēt
la Phreneſie, ou la Fieure
chaude, mais auſſi, Il y en
a beaucoup qui ne recō-
neſſent point d'autre cauſe que l'Intemperie froi-
de & ſeche, laquelle af-
foiblît tellement le Cer-
ueau, qu'au lieu de faire
ſon profit de la nourriture qui luy eſt ordōnée, il

O

la tourne en vn mauuais
Suc, qui altere les Eſ-
prits, & les red inhabiles
aux operatiõs de l'Ame.
C'eſt ce que veut dire
Arnaut de Vilen. *Cauſa*
coniuncta Melancholiæ, eſt ma-
la qualitas ſpirituum & cerebri,
declinans multum ad frigidita-
tem ; Et Sennert[9]. *Melan-*
cholicam diſpoſitionem induciť
Succus melancholicus in capite,
cumulatus ob intemperiem CE-
REBRI frigidam & ſiccam.

La ſeconde propoſitiõ
eſt auſſi peu vraye que
la premiere; Elle eſt fon-

faute de l'Imprimeur

dée sur vn raisonnement
qui vous a déja trompé
vne fois ; Il est vray que
vous errez consequem-
ment, car apres auoir as-
seuré que les Femmes
ne peüuent estre Melan-
choliques, par ce qu'elles
sont froides & humides ;
Vous ne pouuiez moins
faire que de soûtenir que
le Cerueau ne peut rece-
uoir d'Inflammatiõ, par
ce qu'il est aussi froid &
humide ; Mais tout ainsi
que ie vous ay prouué
que le Temperamẽt des

O 2

cela est faux,
et Mr. ne dit
autre chose sinon
qu'elles n'y ont
pas tant de
disposition que
les hommes.

Femmes n'empefche pas
qu'elles ne foint fouuant
atteintes de Melancho-
lie, de mefme il eft facile
de verifier que le Cer-
ueau (pour eftre froid)
n'eft pas incapable d'In-
flammation.

Si ie ne voulois détrui-
re vôtre opinion que par
les principes generaux, il
me fuffiroit de vous rap-
porter ce que i'ay dit,
‡ *Au 2. point.* qu'il y a plufieurs caufes
contre Nature dont la
violance eft telle qu'elles
alterent le Temperamết

de tout le Corps, ou de
quelques vnes de ses plus
nobles Parties, & qu'vne
côplexion naturelle, pour
estre froide n'est pas à
couuert des, maladies
chaudes, autrement ce
precepte de la Methode
seroit inutile & imperti-
nent.

> *Calidus morbus in corpo-*
> *re naturâ frigido eget*
> *frigidioribus.*
> *Siccus in corpore natura*
> *molli & humido eget*
> *humidioribus.*

Mais ie vous veux

faire conneſtre en par-
ticulier, combien en ce
qui regarde l'Inflamma-
tion du Cerueau, voſtre
opinion eſt élongnée de
celle des . Maîtres de
l'Echole.

La Phreneſie n'eſt point
vne maladie auſſi rare à
voir que le feu & l'eau
enſemble, & cependant
ſelon la pluſ-part des Medecins elle n'eſt autre choſe qu'vne inflāmation de
Cerueau. *Phrenitis*, diſent
Fern. & Andern. *fit ſemper*
ex proprio cerebri affeƈtu, & ex

Inflammatione aut Eryſipelate.
Et Galien au 3. de Symp.
cauſ. *Phrenitis non ſimpliciter*
ob calidos Succos accidit, ſed
cum inflammationem in Cerebro
aut Membranis eius produ-
cunt.

Vous me direz peut-
eſtre que vous eſtes de
l'opinion de ceux qui
croyent que la Phreneſie
n'eſt pas vne maladie du
Cerueau, mais des Me-
ninges ſeulement, & par
conſequent que ces auto-
ritez ne font rien contre
vous; Quand cela ſeroit

cômment vous deffen-
driez-vous de celle d'Hi-
pocrate qui décrit par-
ticulierement l'Inflam-
mation du Cerueau, en
ces termes? ὁκο'ταν ὁ ἐγκέφα-
λος οἰδῄσῃ ὑπὸ φλεγμασίης ὀδύνη ἴσχε
ἅπασαν τὴν κεφαλήν, μάλιϛα ὅπῃ σταίη
ἡ φλεϛμασίη; Et ailleurs parlant du Malade. οὐχ ὁρᾷ τ
ἐγκεφάλȣ φλεϛμαίνοντος.

Que répondriez-vous à
P. Ægin. qui dit expreſ-
ſement que le Cerueau
ſouffre ſouuent Inflam-
mation? *Cerebrum inflamma-*
tum * *ſæpe intumeſcit*, & au
Chapitre ſuiuant *fit &*

* Cum cere-
brum ab in-
flammatione
tumuerit, dolor
totum caput oc-
cupat, maxime
qua parte con-
ſtiterit inflam-
matiō 3. de
morbis.

Depravation, mettant
ſæpe Inflammatum,
pro ſæpe intumeſcit.
Cap.7. lib.3.
de re med.

Eryſipelas in Cerebro. Y a t'il rien de plus clair que ce que dit Galien ſur le Commentaire de cet A-pho. ὁκόσοισι ἂν σφακελιωϑῆ ὁ ἐγκέφα-λος? Il explique ces paroles de l'Inflammation du Cerueau, laquelle en cet endroit ne peut pas étre priſe pour celle des Membranes qui l'enuelopent.

Tant s'en faut que cette Inflammation ſoit miraculeuſe comme vo⁹ dites, qu'au contraire il y a trois Raiſons qui la

P

rendent affez frequente;
La 1. eft tirée de la fi-
tuation du Cerueau, car
ayant efté mis au deffus
des Entrailles, il reçoit
facilement les vapeurs
de la Cuifine, & les exha-
laifons de tout le Corps;
Effertur in multis teter & in-
flammabilis vapor, qui fpiritus
capitis incendit, & calidam in-
temperiem infert Cerebro.

faute de l'imprimeur

La feconde, eft prife
d'vn nombre infiny de
Venes & d'Arteres qui
l'enuironnent, & qui fe
peuuent facilement dé-

gorger dans fa fubftance.
La 3. par ce qu'il eft mol
& humide, & par confe-
quent foible, & peu ca-
pable de fe defendre de
l'excés des autres quali-
tez ; l'ay appris cela
de Iacotius fur le Com-
mentaire de l'Aphorif.
31. de la 2. fect. des Coac.

*quod vero Cerebrum naturâ
rigidum in eum feruorem ad-
ducatur, Arteriarum & Vena-
rum multitudo in caufâ eft
cum infirmitate membri ac mol-
litie, quæ enim tenerrima funt
non minus intra quàd extra*

P 2

Corpus , & gelantur facile &
vruntur.

Que si par ce mot (In
flammation) vous n'en-
tendez pas vn phleg-
mon cōme ie l'explique
mais vne simple Intem-
perie chaude & seche
sans matiere , vôtre fau-
te n'en est que plus
grande , car l'Inflamma-
tion prise de la sorte (c'est
à dire pour φλόγωσις) est encor plus familiere au
Cerueau que le phleg-
mon; Elle occupe si sou-
uent cette partie , que ie

croirois vous faire tort
ſi ie vous accuſois d'a-
uoir dit qu'elleſt auſſi miraculeuſe que de voir
brûler du feu dans vne
Riuiere ſans artifice.

Outre l'impertinence
de ces deux propoſitiõs;
Ie remarque en ce ꝫ point
vne faute ſi groſſiere,
que iamais vn Ecolier
en Medecine ne l'eût
commiſe; Elle eſt con-
tenuë en ces paroles,
Mais encor que iuſques. icy Pag. 27 &
28.
nous n'ayons rien veu d'aſſeuré
dans les deliberations de ceux

du party contraire, il y a grande
apparence que c'eſt à la Melancholie qui s'engendre dans
le Cerueau par ſa propre Intemperie , ou à celle qui lui
vient par la tendreſſe qu'il a
non ſeulement vers les Entrailles , mais encore vers tout le
Corps duquel il reçoit les vapeurs, qu'ils imputent ces merueilles, & qu'ils ne s'attaquent
pas à celles que nous auons
dites,* par ce que i'ay fait voir
qu'il n'y a pas de fondement.

* *Qui ſont*
l'Hypochon-
driaque , &
celle de tout le
Corps.

Pour la conneſtre telle
qu'elle eſt , il faut remarquer auec Gal. au 3. de

Symptom. cauſ. que toute Melancholie eſt Idiopathique ou Sympathique; L'Idiopathique *ne fait qu'vne eſpece, la Sympathique en fait deux, dont l'vne vient des Entrailles & des Hypochondres, l'autre ſe fait par le vice de tout le Corps, & pour cela tous les Medecins diuiſent la Melancholie en * trois eſpeces. La 1. eſt l'Hypochondriaque. La 2. eſt celle qui arriue lors que les Venes de tout le Corps ſont plenes

* *Si peut-eſtre on ne la diuiſe en protopathique & deuteropathique*

* ὥσπερ ὁ τ̃ τριῶν με-
λαγχολιῶν διορισμός ἔτως ⓒ ὁ τ̃ ἐπιλνψιῶν τρεῖς ἐχυ-σῶν διαφο-ράς.

d'vn Suc melancholique
ou atrabilaire. La 3. eſt
l'Idiopathique ou eſſen-
tielle au Cerueau, qui ſe
fait lors que le mal eſt
propre à cette partie, c'eſt
à dire *cum Melancholia in
cerebro localiter generatur.*

Ces trois eſpeces quoy
que differentes ont cela
de commun, qu'elles bleſ-
ſent la faculté animale,
mais diuerſement, car en
la troiſiéme le Cerueau
patît eſſentiellemēt & par
ſoy meſme, & dās les deux
autres, il ſouffre par la

faute des parties inferieu-
res defquelles il reçoit,
& reffent les incommo-
ditez; elles font appellées
Sympathiques, d'autant
qu'elles troublent la Raifon par fympathie.
Cela bien entendu. Vous
ne pouuez excufer la
faute que vous auez
faite, d'auoir diuifé cette
efpece de Melancholie
qui eft propre au Cer-
ueau en trois autres, A
fçauoir, celle qui le tou-
che effentiellement, 2.
celle qui le trauaille par

Q

le vice des Entrailles ; 3.
celle qui luy vient par la
sympathie de tout le
Corps ; Car ainsi vous
enfermez en cette troi-
siéme espece les deux
premieres , ou bien au
lieu des trois reconnuës
par to⁹ nos Auteurs, vo⁹
en faites cinq ; Qui sont
L'Hypochondriaque, de
laquelle vous auez par-
lé depuis la 8. page de
vôtre liure, jusques à la
22;Celle de tout le Corps,
à l'exclusion de laquell
vous auez trauaillé de

puis la 22. page iufques
à la 26. celle qui eſt propre au Cerueau, que vo⁹
faites paſſer pour impoſſi
ble dans la 30. page; Et les
deux dernieres auſquel-
les ie ſuis d'auis de donner vôtre nom , par ce
que vous les auez inuen-
tées , dont l'vne attaque
le Cerueau par le vice
des Entrailles, l'autre de
tout le Corps.

Celles là ſont décrites depuis la page 32. iuſques à la 36.

Et afin que vous ne
penſiez pas que ie vous
trompe, Examinons vos
paroles de plus pres; Vo⁹

Q 2

dites que M. Duncan n'en
veut pas aux deux * premieres
eſpeces, par ce que vous auez
fait voir qu'il n'i a point de
fondement ; Mais qu'il y a
plus d'apparence qu'il s'attache
à la troiſiéme qui vient au
Cerueau par ſa propre intemperie, ou bien à celle qui l'afflige par la ſympathie qu'il a
auec les Entrailles, ou auec
tout le Corps.

Quelle difference met-
tez vous entre ces deux
premieres eſpeces que
vous auez refutées, &
ces deux dernieres icy

qui donnent au Cerueau
par le vice du Corps ou
des Entrailles? si vous les
iugez differentes ; vous
faites cinq especes au lieu
de trois ; Si aussi vous
confessez (comme il est
vray) qu'elles ne font
qu'vne méme chose, il
faut que vous demeuriez
d'accord, que voftre diui-
fion est impertinente,
non fûlement en ce qu'el-
l'enferme le tout en vne
partie, mais encor par ce
qu'elle enueloppe deux
formellescontradictions,

& rend vôtre liure si ob
scur qu'il est impossible
d'y trouuer vn sens qui
soit iuste & raisonnable.

Quoy que ie sois asseu-
ré que vous ne pouuez
vous defendre de cette
faute, ie ne laisseray pas
de vous en conuaincre
encore plus nettement
dans la reueuë de vô-
marges, lors que ie feray
voir que ces paroles (*Melancholia Cerebrū afficiens idiopathice aut per sympathiam*)
ne peuuent appartenir à
vne seule espece de Me-

*Qui sont à
la marge de la
page 27.*

Cette marge est
Corrigée par
Mr.

lancholie , mais à tou-
tes en general.

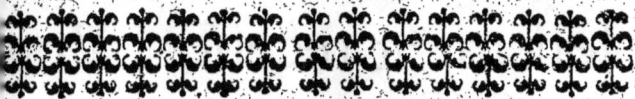

EXAMEN

DV IV. POINT.

DEPVIS la 26 page
de voſtre liure iuſ-
ques à la 36. vous
faites vn long diſcours
de la nature & des for-
ces de l'Imagination, &
ſans prendre garde, que
vous diſputez contre vn
Homme que vous ne
pouuez conuaincre ſans

luy montrer que sa creat
ce chocque les principes
& les maximes vniue
sellement receuës ; Vou
confessez ingenumen
que l'opinion que vou
voulez combattre est ap
proueée de tout le mon
de, & dites, *c'est vne faute*
d'autant plus étrange qu'elle
generale, & ordinaire à beau
coup d'autres aussi bien qu'
M. Duncan, de dire que l'i
magination se trompe, ou qu'el
le est blessee ; Et ailleurs
l'Imagination n'a pas vn
grand pouuoir que la plus-par

du monde penſe.

Quelle hardieſſe, Vous
qui n'auez qu'vne Tein-
ture tres legere de la
Philoſophie, vous entre-
prenez de reformer les
opinions qui paſſent dãs
l'approbation generalle,
Vous oſez bien reprẽdre
vn homme conſommé
lans cette matiere, qui a
olus pratiqué que vous
n'auez leu , & plus en-
ſeigné que vous n'auez
vécu, Apres cela ie n'at-
ens plus autre choſe de
vous ſinon que vous fa-

R

ciez des leçons à Plaute
& à Terence sur la lan-
gue latine.

Encor si vous l'atta-
quiez sans luy donner de
l'Auantage, i'excuserois
pût-estre vôtre courage,
mais afin qu'il ne man-
que rien à vôtre temerité
vous luy donnez tout ce
qu'il pourroit pretendre
apres vne longue dispu-
te, & demeurez d'accord
que ce qu'il dit est ap-
prouué de tout le mon-
de; Si cela est, il n'a plus
à se deffendre, sa Cause

eſt gaignée, ou bien il ne
voudra pas ſe ſeruir de
ce paſſage que vous luy
fourniſſez vous-meſme
ſur la fin de vôtre diſ-
cours. * Dans les choſes difficiles & occultes l'Opinion la
plus raiſonnable eſt celle qui
eſt plus ſuiuie par les perſonnes
de bon ſens.

Pour auoir ſuiet de di-
re vos nouuelles penſees,
Vous feignez que plu-
ſieurs honneſtes Gens
vous ont fait cette Obie-
ction;Que la preſence des Ex-
rciſtes, & l'appareil des coniu

* *In rebus dif-
ficilibus & oc-
cultis. Reſpon
ſiones magis
ſenſatis ac ra-
tionibus con-
ſonæ ſunt ma-
gis recipiendæ
quam oppoſitæ.*

R 2

rations, réueille la phantaiſie
des RR. de L. & leur fai
produire des actions qui ne ſe ſe
roint pas en elles à point nōmé
toutes les fois qu'on les exorciſe
ſi leur Imagination frappee de
cet obiet, ne donnoit le branle
aux humeurs & aux Eſprits,
pour executer reglément le
ſymptomes qu'elles ſouffrent.

Pour ſatisfaire à cette
obiection vous répondez
trois choſes 1. Que ſi les
Agitations de ces Filles
pouuoint étre excitées
par l'effort de l'Imagination, à l'aſpect des inſtru-

mens qui feruent aux exorcifmes, il s'enfuiuroit qu'elles ne feroint point trauaillées hors de là.

2 Qu'il faudroit que l'I-maginatiõ fût auffi puif-fante que Dieu pour fai-re qu'vn Melancholique fût poffedé pour auoir crû l'eftre.

3. Qu'on ne doit point rapporter ces fympto-mes à l'Imagination, puis qu'elle ne pût eftre blef-ée ni corrompuë.

Encor que ie n'aye ia-mais crû que ce qui fe

passe à Loudū soit vn et
fet de l'Imagination de
prauée ; Cependant vos
Reposes seroint capables
de me le persuader , Car
elles sont fondées sur des
principes si éloignez de
la Raison,& sur des con
sequences si mal tirées
que ie pardonne à ceux
qui se sont imaginez,que
vous trahissiez la cause
de ces bonnes Filles.

Et affin de les examiner
par ordre (sans manquer
au respect que nous de-
uons à ces deuotes Re-

ligieuſes,) Suppoſós qu'il n'eſt pas queſtion de leur fait, & qu'il s'agît entre vous & moy d'vn Homme inconnu qui croit auoir le Diable au Corps Ie dy *que ce n'eſt pas vne choſe étrange ni mira-culeuſe que ce pauure Melan-cholique ſoit agité toutes les fois qu'on l'exorciſe, d'autant que ſon Imagination eſt émeuë à l'aſpeɛt des choſes *Saintes qui reueillent ſa folie.*

Vous ne pouuez com-prendre que l'Imagina-tion ait cette puiſſance,

Mis ne dit pas qu'il ſoit étrange que l'Imaginaɔ̃ faɴ produire des actions, mais qu'elle ne peut produire de paroles à l'exr des Poſſedées

Examen de la 1. Reponce. faut d'Imprimeu

par ce qu'il s'enſuiuroit
qu'il n'auroit point ces
Agitations hors de là.

Cette conſequence eſt
ridicule, affin que ie ne
die pas ignorante; Car il
ſe trouue des maladies
dont les ſymptômes ſont
excitez quaſi quand on
veut, & ſi pour cela ils
ne laiſſent pas de reuenir
en d'autres temps. Par
exemple. Celuy qui s'ima
ginoit eſtre Coq, battoit
des bras & chantoit luy
même lors qu'il enten
doit le Coq chanter;

le ſenſeur eſt
ridicule luy meſme
car meſ. ne dit
que choſe ſinon
qu'il l'imaginacy
ne peut faire
des poſſedees, &
non pas qu'il
ne puiſſe produire
aucun Choſe

Et encor que le chant
du Coq fût l'obiect exte-
rieur qui le pouſſoit à
faire ces actions, ce-pen-
dant il ne laiſſoit pas de
les pratiquer en d'autres
temps. Si quelqu'vn ſe
perſuade eſtre enragé, il
fait l'enragé toutes les
fois qu'on luy fait voir
de l'Eau, il frappe, il
mord, il ècume, il a
les yeux ardens & fu-
rieux, & quoy que cela
luy arriue à point nom-
mé par la rencontre d'vn
obiet exterieur, il ne laiſ-

S

se pas de faire & de fouf
frir les mémes chose
sans qu'il luy soit presen
té ; Cela estat ainsi pour
quoy trouuez - vous é
trange que celui qui pen
se estre possedé, fremisse
à l'aspect des choses Sain
tes, & soit agité en pre
sence des Exorcistes
S'il est vray ce que vous
dites, que celui qui s'ima
gine estre de beure, ne
voit iamais le feu qu'auec
des *Cris épouuentables, Il n'est
pas moins raisonnable de
croire, que celui qui pen

page 123.

*on ne le trou-point
change*

*Mes dit comme le
f vsquef point quil
ou auhé poh*

fe eftre demoniaque, ne voit point la Croix ni l'Eau benifte, de fang froid comme des chofes indifferentes.

Nous pouuons confirmer cela, par la comparaifon d'autres maladies. Celuy qui eft fuiet au Vertige ne peut regarder vne Rouë, ni de l'Eau qui tourne fans tomber. Vne bonne odeur prefentée au nez d'vne Femme Hyfterique luy donne le mal de Mere, & la porte iufques aux Con-

S 2

uulsions; Il y a plusieurs
choses qui font tõber en
vn instãt vn Epileptique
comme la fumee du Gal-
banum, ou d'vne cor-
ne de Cheure ; Vn verre
d'Eau en fait autant à celuy qui est veritablemẽt
enragé ; Et encor que
la Corne de Cheure,
l'Eau, & autres sembla-
bles choses, soint des obiets exterieurs qui meu-
uent tellement la Cause
de ces maladies, qu'ils
les font parestre à point
nommé, Cependant elles

ne laiſſent pas de ſe produire toutes ſeules à
d'autres temps, par la ſeu
le force de leurs Habitu-
des, & de leurs Cauſes ca-
chées au dedans. De meſ-
me celui qui c'eſt imagi-
né auoir le Diable au
Corps, peut eſtre telle-
ment touché de la veuё
des choſes Saintes, qu'il
fera l'Enragé, & le Furi-
eux, non ſeulement par
fineſſe pour imiter les
actiõs des poſſedez, mais
encore par ce que ſa Bile
emeue par cet obiet, luy

fait souffrir de veritables
symptômes , qui pour
estre causez reglément,
& quasi quand on veut,
ne laissent pas pour cela
de reuenir , soit de iour,
soit de nuit pour d'au-
tres occasions.

Si vous considerez cet-
te comparaison dans tou-
tes ses parties, vous trouuerez qu'elle explique
clairement la chose de
laquelle nous disputons,
puis qu'elle fait voir qu'il
y a des Maladies dont
les causes peuuent estre

meuës par des *Roües* ou
des Reſſorts exterieurs , ſans
que pour cela il leur ſoit
impoſſible de s'ébranler
à d'autres temps ; Et
partant vôtre premiere
Réponſe eſt nulle & ſans
force.

La ſeconde eſt tout à
fait ſans iugement. Car *Examen de la*
il n'y a perſonne qui *2. Réponce*
croye que le Melancho-
lique qui penſe eſtre poſſedé, le ſoit en effet: Ainſi
vous n'auez pas raiſon
de dire. *Il faudroit que l'I-*
magination fût auſſi puiſſante

que Dieu, pour faire qu'û Me-
lancholique fût poſſedé pour
auoir crû l'eſtre.

Si vous euſſiez enten-
du la penſee de M. Dun-
can, ou de ceux qui accu-
ſent l'Imagination trou-
blée de pouuoir quelque
choſe en cette matiere,
iamais vous n'euſſiez fait
cette Repartie. Car ils ne
diſent pas qu'vn Hôme
ſoit Demoniaque pour
auoir crû l'eſtre, mais
ſeulement que l'Imagi-
nation d'auoir le Diable
au Corps luy fait imiter

Il diſent auec M.
D. que l'Imaginaõn
a de grandes forces
et M. quil faudroit
qu'elle fuſt auſſi
puiſſante que les
Idées de Dieu m'ſu
pº fair qu'vn
Poſſe dé deuienne
tel pº l'auoir creu eſtre

& fouffrir quelques paf-
ions des veritables pof-
edez.

Vous ne laiffez pour-
ant pas de reprendre
cette propofition, com-
me fi elle auoit efté A-
uancée par vn autre que
par vous mefme, Vous : *Page 46.*
allez chercher des Rai-
ons iufques dans les Idé-
s de Dieu pour la dé-
ruire, Et apres auoir
ait le Theologien vous
iniffez en tres mauuais
Philofophe par ces paro-
es, *les Imaginations des*

T

Hommes n'ont pas cette vertu
de faire estre reellement leurs
Estres de Raison.

C'est en cela que vous
faites parestre que vous
n'auez guere leu les bons
Auteurs , Car il y en a
plusieurs qui maintien-
nent que cela n'est pas
impossible, & disent qu'il
se rencontre assez souuēt
qu'vne viue & forte pensée de
quelque chose, fait estre reelle-
ment la chose imaginee.

Ie ne veux point en
cet endroit me seruir de
l'autorité d'Auicene,

Il ne se trouue
point d'exemple
de cette façon.

d'Auerroes, & autres de
leur secte, qui soûtiennêt
que l'Imagination est si
puissante, qu'elle pût agir
non sûlement sur son
propre Corps, mais encor
sur des Matieres éloigné-
es, & ne croyent pas
impossible à cette Facul-
té de mouuoir & alte-
rer les Elemens sâns
Instrument corporel, *in-*
fluit (vt illi aiunt) anima hu-
mana forinsecus & est natu-
ræ Intelligentiarum cælestium,
quare vt illæ intelligendo mo-
uent orbes, & multiplices vires

T 2

faict de l'Imprimeur

* *Iales. in*
controuer.phil.
& Med.

infundunt in elementa, ita ni-
hil est improbabile nostram a-
nimam cum vehementius rapi-
tur imaginatione forti extra
materiam, operari extra mate-
riam.

Ie veux encore moins
employer ce que dit
Crollius dans sa Preface,
quicquid videmus in maiori
mundo hoc idem potest imagi-
natio producere. Et plus bas,
Imaginatio exaltata, & firmis-
simè fidei naturali seu ingeni-
tæ miraculorum ianuæ coniun-
cta, habet potestatem producen-
di operationes mirabiles, &c.

Autheurs dont se sert
on de là *†*

§

Ie vous en pourrois al-
leguer pluſieurs autres
qui parlent ſans compa-
raiſon plus auantageuſe-
ment de l'Imagination
que ceux que vous re-
prenez, mais ie ne veux
rien dire contre vous
que ce que ie croy moy-
méme, à ſçauoir, *que l'I-*
magination peut quelquefois en
certains ſuiets, non pas en tous,
faire eſtre reellement la choſe
imaginée, & en particulier,
qu'elle pût quelque fois operer
la ſanté, côme ſouuent elle cauſe
la mort ou la maladie. Nous

*Et ce qui
peut ſeruir à la
defence de ſauh
M. D. de l'Imprimeu*

voyons tous les iours des
experiences qui confir-
ment la verité de cette
proposition ; Car , d'où
pensez-vous que vienne
l'amertume à la bouche
de celui qui voit vne
Medecine amere & n'
goûte pas , sinon d'vne
forte Imagination qu'il a
de l'Amertume ? N'est-ce
pas l'Imaginatió qui im-
prime des marques sur
le Corps des petits En-
fans dans le ventre de
leur Mere? La peur de la
Peste , ou de la petite

*Mrs. ne feront pas
cette raison , mais n'y
pas vne attraction
magnetiq; que l'ambun
qui peut estre dans les
sujets vient à la
semence de rlls
des remedes.*

Verole n'eſt-elle pas fort
ſouuent la Cauſe de ces
leux . maladies ? Quand
cela arriue , il eſt veritable de dire , *que l'Eſtre de
Raiſon fait eſtre reellement la
Choſe imaginee.* Il y en
a qui ont telle horreur
les drogues purgatiues,
qu'ils ſont émeus en les
voyant comme s'ils les
auoient priſes ; D'au-
res ſentent vne ſtupeur
aux dents pour entendre
le bruit d'vne lime ;* Vn
Homme qui baille fait
bailler tous ceux qui le

* *Ou autres
ſemblables.*

*Mr. J. me
Ecla, &
tiene que la peau
de ces maux en
affoibliſſant le
Cœur rend le Corps
qui eſt plein
Impuretez plus
ſuſceptible des
maladies.*

*C'eſt par l'Emiſſion
des Esprits du
purgatif & non
par l'Imagina°.*

* *Vehemens
imaginatio mo-
uet ſicuti appa-
ret ex ſtridore
ferri qui denti-
bus ſtuporem
ingenerat.
Croll.*

regardent ; I'en connois
quelques vns qui sont
saisis du mal de dents,
aussi tost qu'ils entendẽt
vne personne qui s'en
plaint; Vous en trouue-
rez d'autres qui ne peu-
uẽt oüir parler du Rheu-
me sans enrheumer au
mesme instant ; Nous
en voyons tous les iours
qui guerissent de longues
& fâcheuses Maladies
par des Paroles, des Bi-
lets ou autres semblables
bagatelles qui n'operent
rien d'elles mesmes, &

Je pense que cela
est rare

fauté de l'Imprimeur

* Quelques
fois il y a du
fort, mais sou-
uent il n'y en
a point.

ne feruent à autre chofe
finon à mouuoir & frap-
per viuement l'Imagina-
tion. Ce font ces exem-
ples, & d'autres fembla-
bles qui on fait dire à vn
grand Perfonnage (que
vous auez cité dans vô-
tre liure auec eloge) ces
paroles, *dicam libere, nec e-*
um fuperftitiofus homo fum,
neque fabularum amans fed
ueritatis ftudiofus, tanta eft vis
animi noftri, vt fi quid honefti
fibi perfuaferit, atque in ea per-
fuafione firmiter perfeuerauerit,
idipfum quod concipit, agat &
V

Ferrerius capi-
te de Homer.
Medicat.

potenter operetur. Et Vale-
fius , *ſcire opportet hæc omnia*
non fieri aliter quam imagina-
tione.

Voicy à plus prescomme
la choſe ſe fait.

Lors que l'Imagination
eſt viuement attachée à
quelque Obiet, elle a en
ſoy , & deuant ſoy l'Eſ-
pece & l'Idée de la choſe
qu'elle s'imagine, Dans
cette longue & forte con-
ſideration, & contempla-
tion de l'Eſpece, elle imprime la meſme Image
aux Eſprits, leſquels eſtás

portez par tout le Corps
ſeellez du carractere de
la Choſe imaginée, ſont
fort ſouuent determinez
par ce moyen à produire
l'Eſpece reelle dont ils
contiennent en eux l'Eſ-
pece intentionnelle. Ce-
la n'arriue pas toûiours,
mais ſeulement lors que
la Penſee eſt violente ou
animée de quelque Paſ-
ſion, & que la Matiere ſe
trouue diſpoſee à rece-
uoir cette impreſſion. Cela eſt confirmé par Ari-
ſtote quand il dit *que la*

V 2

faute de l'Imprimé

faute de l'Imprimé
& nõ du Corſen

Phātaiſie a la vertu des Choſes,
& que l'Eſpece du chaud & du
froid, du plaiſant & du triſte,
eſt telle comme la choſe meſme,
Ainſi quand vne Fem-
me groſſe deſire auec paſſion vne Ceriſe ou vne
Fraiſe, l'Eſpece intentionnelle de la Fraiſe eſt viuement & fixement re-
preſentée à l'Imaginatió,
qui la communique aux
Eſprits , par le moyen
deſquels la Fraiſe ſe trouue imprimée ſur l'En-
fant qui eſt encor dans
ſon ventre.

Que ſi vous m'obie-
ctez que ce n'eſt pas la
Fraiſe qui eſt produitte,
mais ſeulement ſa figure,
Ie vous répondray que
c'eſt vne Fraiſe de chair
& de ſang, & que la Ma-
tiere n'a pas eſté capable
de plus , Mais que par
tout où la Matiere ſe
trouuera ſuſceptible de
la choſe meſme dans tou-
te l'étenduë de ſon Eſpe-
ce , alors elle y pourra
eſtre produitte toute telle qu'elle eſt imaginée;
Comme,ſi la Femme cõ-

çoit viuement vn More
ou vn Camus, elle fera
vn Enfant noir ou ca-
mus en effet, & non pas
leur figure seulement.

Leuin⁹ Lemnius expli-
que cela bien au long au
chapitre 4. du premier
liure des secrets miracles
de la Nature. Il rappor-
te plusieurs Histoires de
semblables choses aue-
nuës de son temps; Et
puis il conclud, *que lors*
que la Pensee de quelque chose
est forte & vehemente, & que
l'Imagination s'y arreste long

temps, elle imprime sur l'Enfant la FORME qui est phantastiquée. Et plus bas il a-ioûte, _les Esprits sont portez à la Matrice ausquels si l'imagination de la chose veuë & fort imprimee au Cerueau, interuiët,_ Alors la faculté qui est occupee à former le fruit, luy donne la forme qui est conceuë. De sorte qu'il n'est pas dit sans raison que l'IMAGINA-TION cause la chose.

Cela se voit encor plus souuent dans la peur & l'apprehention de quelques Maladies ; Car si

elle eſt forte & fixe, elle
cauſe fort ſouuent la
Maladie reelle , comme
la Peſte, le mal Caduc,&
autres. Vous me direz,la
crainte de ſoy ne fait autre choſe que troubler le
Sang & les Eſprits , &
par conſequent la peur
de la Peſte n'eſt pas plus
capable de produire la
Peſte , que toutes les autres maladies qui peu-
ueut eſtre cauſees par
l'emotion des Humeurs
ou des Eſprits.

I'auouë que l'agitation

des Humeurs,& l'altera-
tion des Esprits precise-
mēt,&de soy,sont choses
indifferentes, qui peuuēt
exciter plusieurs Mala-
dies ; Mais quand cette
agitation suit vne violente crainte, & vne forte
apprehension de la Peste,
elle n'est plus indifferen-
te, au contraire elle est
determinée par l'Espece
intentiōnelle de la Peste
viuement empreinte dās
la Phantaisie , & pour
lors les Esprits que la
peur a fait retirer au de-

dans demeurent liez &
retenus au tour du
cœur, sans oser parestre,
Et d'autāt qu'ils sont im-
bus de l'Idee de cette
maladie, ils la produi-
sent plutôt qu'vne autre
par ce qu'ils en portent
l'Image. Quand cela arri-
ue l'on peut dire sans se
tromper, *que c'est l'Espece in-*
tentionnelle qui a serui à l'I-
magination de cause instrumen-
taire pour produire l'Espece re-
elle.

C'est ainsi que Sainᴄᵗ
Augustin explique la fa-

tout cela est
faux et
Impertinent

çon par laquelle Iacob
tiroit de ſes Brebis des
Agneaux de diuerſes
couleurs, *vt (inquit) de va-*
rietate virgarum, Pecorum con-
ceptorum color aliquid duceret,
ecit hoc anima grauidæ pecu-
lis , per oculos affecta forinſe-
us,& interius ſecum pro mo- 3. de Trinit.
dulo ſuo formandi Regulam
rahens. Et au lture ſecond
lu meſme œuure , volun-
as circa Imaginem ſenſui im-
reſſam tantam vim habet, vt ſi
dmodum violenta ſit, vbi non
eſiſtit durior, pigriorque mate-
ies viſibilem ſpeciem colorem

X 2

que commutet-

Les Connimbres trait
tent bien au long cett
queſtion *au* 1. *liure de ge*
nerat. & corrupt. Ils con
cluent nettement con
tre vous & diſent,que le
Eſpeces intentionnelle
peuuent auec l'Imagina
tion produire les Eſpece
reelles.*Probabile eſt Anima*
per ſuam apprehenſionem i
terdum in proprium corpu
immo & in materiam foetus i
primere qualitates quas appr
hendit, licet enim eſſe intenti
nale inferioris notæ ſit qua

reale, id tamen non impediet
quominus hoc, per illud tanquā
per instrumentum gigni possit,
Et à la question 30. arti-
cle 2. du mesme liure,
non debet mirum videri, si Ani-
ma per adumbratum & inten-
tionale esse rei, verum ac per-
fectum eius esse producat.

A la verité cela n'arri-
ue pas toûiours , mais
seulement en quelques
Suiets qui sont propres à
cela, & qui n'ont point de
repugnance à receuoir la
forme conceuë & ima-
ginée. Ainsi si vous n'e-

faut de l'Imprimeur

ſtes le plus habille Hom-
me du Monde, ce n'eſt
pas que vous n'ayez vne
forte Imagination de
l'eſtre, mais cette Imagination ne vous rend pas
tel en effet, par ce que le
ſuiet n'y eſt pas diſpoſé.

Que l'Ima-
gination peut
beaucoup con-
tribuer à la
ſanté ou à la
maladie.

Mais ſoit, ôtez ſi vous
voulez à la phantaiſie la
puiſſance de faire eſtre
quelques fois les choſes
qu'ell'à viuement con-
ceuës, Vous ne pouuez
toûiours luy dénier vn
Empire quaſi abſolu ſur
les *E*ſprits, par le moyen

defquels elle agît mer-
ueilleufement dans nos
Corps, & peut beaucoup
contribuer à faire la fan-
té ou la maladie. C'eft
par leur moyen qu'elle
donne le branle aux Hu-
meurs pour faire en vn
inftant des changemens
étranges, foit qu'elle les
pouffe au dehors comme
dans la ioye, ou qu'elle
les retire, & renferme au
dedans comme dans la
crainte. Que fi elle eft
bleffee de la penfee d'vn
affront & d'vne iniure,

alors elle donne l'alarme
au Cœur, & les Esprits
en sont si violemment
émeuz, qu'il n'y a plus de
regle dans l'œconomie
des principales facultez
de l'Ame, ni de figure
d'homme sur le Visage.
C'est ce que veut dire
Fracastor, *Maiores multo,*
& admirandi sunt consensus
illi & dissensus qui fiunt specie
boni aut mali ad phantasiam
delatâ. Il poursuit, *habet*
phantasia consensum cum cor-
de maximum, statim enim Cor
iisdem speciebus afficitur quibus

illa, & supra quàm credi poteft
conuocatis spiritibus consentit·

Difons donc, que s'il eft
vray que les Efprits o-
beiffent à l'Imagination,
perfonne ne peut nier
qu'elle n'ait la puiffance
de faire ou empefcher v-
ne infinité de Symptô-
mes ; Car fi elle leur lâche la bride, & les pouffe
en quelque partie , les
Humeurs fuiuent apres,
& au mefme inftant l'en-
fleure, la du-reté, la rougeur, & la noirceur y fur-
uiennent ; Au contraire

* *Spiritus &*
humores ciet
D. Thomas.

Y

ſi elle les rappelle, la par
tie s'abaiſſe, & deuien
pâle incontinent; Ainſ
ſe font les conuulſions
les palpitations,les trem
blemens,les ſtupeurs, le
defaillances, les fureurs
les ſyncopes & autre
ſemblables accidens qu
vous doiuent faire re
conneſtre que *ſi l'Imagina*
tion n'eſt auſſi puiſſante qu
tout le monde penſe, du moin
l'eſt-elle beaucoup plus qu
vous ne croyez pour faire l
ſanté ou la maladie

Examen de
la 3. Reponce.

La troiſiéme & dernie

re Réponse emporte la
piece, car pour iuſtifier
qu'il n'y a point d'erreur
d'Imagination au fait
dont il s'agít, vous dites
que ceux qui croyent que l'I-
nagination peut eſtre fauſſe
u bleſſee, l'accuſent d'vn de-
aut qu'elle n'a point, & dont
lle n'eſt point capable. Et à
a page 56. *ce n'eſt pas bien*
ait d'appeller auec le peuple,
les fautes d'Imagination ce qui
i'eſt qu'vne erreur de Iuge-
nent, & ceux qui ont ſi peu
jenetré dans la nature de
l'Amc, ne meritent pas qu'on

Y 2

les croye plus ſcauans que les
autres dans celle des Eſprits.

Ie voy bien que vous
ne conneſſez pas à qui
vous parlez, car i'ay ſi
bonne opinion de vous,
que ie m'aſſeure que
vous ne voudriez pas
traitter de la ſorte Hip
pocrate, Ariſtote, Galien,
Auicene, & les autres, ſi
vous ſçauiez bien que ce
ſont eux meſmes qui ont
appris au peuple cette
façon de parler; Ie ne
penſe pas que vous ayez
deſſein de les faire paſ

ser pour Aueugles dans
la nature de l'Ame, c'est
pourquoy i'aime mieux
rapporter cette saillie à
vôtre peu de lecture, que
de vous accuser d'estre
si peu respectueux vers
tous les bons * Auteurs,
que de les enuelopper
dans vôtre censure, &
les appeller des igno-
rans ;

* Grecs, Latins
& Arabes.

fausseté
insigne

Vous auez failli, non
seulement en ce que
vous maintenez vne cho-
se qui chocque le sens
commun,* mais encor en

*En disant que
l'imagination
ne peut estre
blessee.

ce que d'vne doctrine ge.
neralement receuë vous
en faites vne erreur po-
pulaire.

Pour vous conuaincre
de l'vn & de l'autre ie
fuppofe que le mot
IMAGINATION fi-
gnifie deux chofes La
faculté d'imaginer. Et
l'Acte produit par cette
faculté. Ainfi quand
vous dites *que l'Imagina-*
tion conçoit les Phantômes
vous parlez de la facul-
té, Mais quand vous é-
criuez ailleurs *que les Me-*

*Page 49.

*Page 117.

Marginal note (handwritten): Mr. n'en fait pas vne Erreur populaire, mais il dit que c'est parler improprement et comme fevet le peuple

lancholiques ne veulent pas
eſtre contredits dans leurs Imaginations quoy qu'elles ſoint
ridicules, vous deuez en-
tendre les actes & non
la puiſſance qui les for-
me ; Cela ſe diſtingue
dans l'Echole par ces
mots *Imaginatio in actu pri-*
mo vel in actu ſecundo, Cela
ſuppoſé

Ie dy en premier lieu
que l'on peut dire beau-
coup de choſes de l'I-
magination priſe pour
vne puiſſance, qui ne ſe-
ront pas veritables ſi on

les applique aux Actes
de cette puissance. Par ex
emple, quand on dit que
l'Imagination peut fail-
lir, cela eſt veritable de la
faculté & non pas des
actes; Au contraire, lors
qu'on dit que l'Imagina-
tion eſt fauſſe cela ap-
partient aux operations
& non pas à la vertu qui
les produit, * *ſæpe vis fin-*
gendi læditur, conſtante iudicio
quo viſa falſa ac mendacia
eſſe agnoſcuntur. Ces paroles
font voir clairemēt qu'il
n'appartient qu'à la fa-

* *Andernacus*
comment. I.
dialog. 6.

* *Vis fingendi*
læditur, voila
la faculté, *vi-*
ſa falſa, ce ſót
les actes.

cultè de faillir, & aux
actes d'eſtre faux ou
menſonges.

Ie dy en ſecond lieu, *que l'Imagination priſe pour la faculté d'imaginer peut eſtre bleſſee.* Ie le prouue par deux Raiſons. La premiere eſt tirée d'vn principe de Phyſiologie qui nous apprent que toutes les facultez organiques de l'Ame reſident en quelque partie qui leur ſert d'organe, & preſuppoſent trois choſes ſans leſquelles elles ne peu-

Que la Faculté d'imaginer peut eſtre bleſſee.

Z

uent bien exercer leurs
fonctions, à sçauoir vn
iuste & loüable Tempera-
ment, vne legitime Con-
formation & Situation
de la partie, & vne suf-
fisante quantité d'espris
bien disposez pour agir.
Que s'il arriue que quel-
qu'vne de ces conditions
manque, la Faculté
manque aussi, & est
blessée; D'où ie tire cette
conclusion que l'Imagi-
nation estant vne puis-
sance organique qui resi-
de au Cerueau, elle peut

eftre bleffee toutes les
fois que le Cerueau fera
alteré dans fon tempera-
mēt, ou dans fa figure, ou
qu'il manquera d'Efprits
bien difpofez pour eftre
employez à l'action d'i-
maginer. C'eft pour cela
que ceux qui mettent les
facultez de l'Ame rai-
fonnable en trois lieux
differens, difent que l'I-
magination eft bleffee
lorfque les premiers ven-
tricules du Cerueau pa-
tiffent.

Cela fe peut confirmer

par l'exemple des au-
autres facultez. Nous
difons qu'il y a de la faute dans la premiere Co-
ction quand l'Eftomach
ne digere pas, foit par ce
qu'il eft trop chaud, ou
trop froid, ou par ce qu'il
eft fi lâche qu'il ne peut
retenir les viandes, ou
bien faute d'efpris, com-
me il arriue aux vieil-
lards & à ceux qui les
employent à quelque for-
te fpeculation inconti-
nent apres le repas; Il en
va de mefme de l'Imagi-

faute de l'imprimeur

nation, car elle peut eftre
bleffée & manquer dans
l'exercice de fa charge
pour de femblables Cau-
fes-

Si ie vous demande
pourquoy cette faculté
n'eft pas égale en tous,
& d'où vient que quel-
ques vns excellent en cette partie, les autres font
fort Lens & ftupides;
Vous me direz fans dou-
te que cela procede de la
difference de l'Organe,
qui rend la vertu d'ima-
giner plus fubtile ou plus

peſante ſelon qu'il eſt bié
ou mal diſpoſé , Si cela
eſt, vous ne pouuez nier
que cette faculté ne puiſ
ſe eſtre bleſſee , car comme d'vn coſté la bonté
de l'Organe la fait excel-
lente , de l'autre l'altera-
tion & la mauuaiſe com-
plexion du meſme Or-
gane la peut rendre vi-
cieuſe , corrumpuë , ou
deprauée.

Dans les grandes Aliena
tiõs d'eſprit, elle n'eſt pas
toute ſeule offecee, parçe
que la cauſe du delire oc-

cupe le Cerueau tout en-
tier & eſt aſſez puiſſante
pour troubler la Phantai-
ſie, la Memoire & le Iu-
gement. Mais ſi la cauſe
qui fait le deſordre n'eſt
pas forte, ou qu'elle trouue les facultez plus diſ-
poſees les vnes que les
autres à receuoir ſon
impreſſion, en ce cas l'v-
ne des trois peut ſouffrir,
quoy que les autres de-
meurent ſaines & entie-
res.

L'Imagination eſt de-
prauée toute ſeule dans

*Si magnũ de-
lirium ſuperue-
nerit omnes pa-
riter animi fa-
cultates per-
turbentur, mo-
do æquali, mo-
do inæquali ia-
Ctura.
Andernacus,
Comment. 1.
dialog. 6.*

le Vertige , car celui qui
penſe que tout tourne
aupres de lui, ne pert pas
la Memoire pour cela, &
il lui reſte aſſez de Iugement pour reconneſtre
que ce n'eſt qu'vne fauce
apparence , C'eſt pour
quoy tous nos Mede-
cins rangent cette mala-
die entre les Symptômes
de l'Imagination bleſſée,

Ce Phrenetique dont
parle Galien au liure de
la differ. des Symptô-
mes, prouue aſſez claire-
ment que la Phantaiſie

faut de l'Imp.

peut eſtre troublée , il
parloit conſequemment,
il appelloit les choſes par
leur nom , & auec cela il
s'imaginoit entendre des
ioueurs de flûte dans la
ruelle de ſon lict , & s'en
trouuoit ſi importuné
qu'il commandoit inceſ-
ſamment qu'on les fît
retirer,cette faute ne pouuoit eſtre imputée qu'à
l'Imagination, puiſque la
Memoire & la Raiſon
n'eſtoient point empeſ-
chées.

Si vous voulez outre

cela des preuues qui parlent expreſſement de la Melancholie , écoutez ce que dit le meſme Auteur , *In melancholiâ phantaſia in primis læditur , ratio vero nec in omnibus nec multum.* Aretæus l'a ſuiui en meſmes termes , Et Cornel. Celſus. *au l. 2. de re med. quidam imaginibus non mente falluntur* , marquez ces mots, *IMAGINIBVS NON MENTE* , c'eſt IImagination qui les trompe, & non pas le Iugement. Voila tout le contraire de ce

* 2. de cauſ. ſymptom.

que vous dites, Auicene
definit la Melancholie
mutatio imaginationum & exi-
ſtimationum.

Leonus *Melancholia di-*
citur de ægritudine in qua fa-
cultates animales læduntur,
non tamen omnes ſed imagina-
tio tantùm.

Fuſchius. *Sunt infinitæ*
eorum imaginationes, quidam
ſe numine afflatos putant,
ἐνθεαστικοὺς *Græci vocant.*

Fracaſtor n'eſt pas de
vôtre auis, quand il dit
videre ſe putant ea quorum
Imaginationem fecere ; hoc

maximè patiuntur extatici
nam ipſi * *faſtà imagination*
fixâ ſeſe videre putant Deo
& Angelorum choros, fixan
autem Imaginationem faci
Melancholia

La ſeconde Raiſon eſt
tirée de ce que l'Imagi-
nation ne s'occupe pas
ſeulement à conceuoir
de ſimples phantômes,
comme vous dites, mais
outre cela à compoſer
ou diuiſer les Images
qu'elle a feintes & for-
mées. C'eſt pourquoy el-
le eſt capable de com-

mettre vne infinité de fautes, car elle peut vnir des Chofes naturellemēt feparées, feparer les continuës, & confondre des efpeces qui n'ont aucune liaifon ny rapport par enfemble. Elle peut attacher des aifles aux Elephans, donner des cornes aux Oifeaux, reprefenter des Cyclopes, des Minotaures & des Chimeres. Elle peut mettre fur le Corps d'vn Homme la tefte d'vn cheual, & former vne infinité

de Phantômes imperti-
nens, Et comme ce ne
luy eſt pas vn vice d'a-
uoir la puiſſance de les
feindre par plaiſir quand
il plaiſt à la Volonté, de
meſme c'eſt en elle vne
imperfection notable de
les former ainſi de tra-
uers, par vne mauuaiſe
habitude, & d'y eſtre de-
terminée par la mauuai-
ſe qualité de l'Humeur
melancholique, ou par la
confuſion des Eſprits.

S'il faut faire vn Raiſonnement, c'eſt elle qui pre-

fente les Images au Iugement, & fi elle eft empefchee,ou troublee par cette fâcheufe Humeur noire , elle met derriere ce qui doit eftre deuant, & deuant ce qui doit eftre derriere , Apres cela fi la Raifon fe trompe,& manque à difcerner des Efpeces fi confufes , il faut auoüer que l'Imagination a caufé ce defordre , & qu'elle a failli la premiere.

Outre la faculté de compofer, ou feparer,

d'ordonner bien ou mal,
les Phantômes, Aristote
donne à l'Imagination la
puissance de Iuger, c'est
au liure *de incessu animal.*
qu'il dit η φαντασία ε η αισθησις
την αυτην τω νω χωραν εχουσι κρίνει
γαρ παντα *la Phantaisie* & *le*
sens commun occupent la mef-
me partie que l'intellect, parce
qu'ils iugent; Si cela est
c'est vne grande ignoran-
ce de soûtenir qu'elle ne
peut faillir, puis qu'elle
ne peut pas auoir la fa-
culté de iuger sans estre
suiette à faire de bons &

faut de l'Impr.
Aristote mal
entendu en ce lieu
ou parlant des
Animaux qui n'ont
point d'Entendement
il dit que l'imagina-
et lesens commun
Iugent en eux, & il
le confond a tribue
aux Hommes.   *Auec depen-*
dence de l'or-
ganne.

de mauuais iugemens.

Ie dy en troisiéme lieu, *que l'Imagination prise in actu secundo*, c'est à dire pour les actes de la faculté d'i-maginer, *peut estre fausse ou mal faite.* La verité de cet-te proposition depent & suit euidemment de celle que ie viens de prouuer, car si la faculté d'imagi-ner est blessee, il faut ne-cessairemét que ses actiós soint deprauées ; C'est ce que veut dire Fernel. au chap. 2. *de symptomat.* & *sign. Phantasiæ functiones*

Que l'imagi-nation peut e-stre fausse.

Bb

læduntur bifariam, vel enim non fiunt vel malè fiunt; Rursus malè bifariam dicitur, vel enim diminutè vel depra-uatè.*

faut de l'Imprimeur

Quant à la fauceté elle leur appartient, non pas purement & simplemēt, mais eu égard à leur obiet; c'est à dire qu'elles ne sont pas en soy necessai-

Encor le mesme

remēt fauces où vrayes, mais seulement par le

mot Barbare

rapport ou la disconue-nance qu'elles ont auec la chose à laquelle elles sont appliquees, par Ex-

emple, Lors que quel-
qu'vn s'imagine auoir le
Nez de verre, cette pêsee
est fauce, non pas en soy,
mais en tant qu'elle est
rapportée à vn Obiet qui
n'est pas tel qu'il est phā-
tastiqué. Ce Phantôme
qui represente pour lors
vn Nez de verre a cela
de vray, qu'il est l'Image
reelle, & la veritable Espece d'vn Nez de verre,
mais il est faux, en ce
qu'il est substitué pour
vn autre, & employé à
vn vsage qui ne lui con-

tient point, c'est à dire ;
representer vn Nez qu
est de Chair & de Sang

Pour vous faire enten
dre cette difficulté, ie me
veux seruir d'vne de vos
pensees, laquelle est conceuë dans la page 50. de
vôtre liure, en ces ter-
mes. *Quand la glace d'vn*
Miroir represente les Obiets
comme ils sont, on ne la peut pas
accuser de n'estre pas fidelle,
encor que les Images qui pa-
ressent dans son Christal soint
monstrueuses.

Ie demeure d'accord de

cette verité, pourueu que
vous ~~nez~~ reconneſſiez
auſſi, que ſi la glace du
Miroir ne repreſente pas
les Obiets tels qu'ils ſont,
il eſt permis de dire
qu'elle eſt fauce. De
meſme quand l'Imagina-
tion repreſente à l'Enten-
demènt les choſes telles
qu'elles ſont, on ne doit
pas dire qu'elle trompe
ou qu'elle eſt bleſſee,
mais ſi elle ne fourniſt
que des Phantômes con-
trefaits, & differens
tout à fait de la Choſe

faut de l'Imp.

imaginée, en ce cas on la peut accuſer d'eſtre deprauée; & de tromper le iugement par de fauces idées.

C'eſt pour cela qu'Hippocrate dit expreſſement au liure des Glandules, *que la Raiſon eſt troublée quelque fois par des imaginations fauces & abſurdes* ἡ γνώμη ταράτλεται, ἀλλοκό'τοισι φωλαϰμασι, *mens turbatur peregrinis imaginationibus*; Et Ariſtote au 3 l. *de * anima* φϕυτασίαγ γίνονται αἱ πλεί85 ϯευϑῆς *Imaginationes pleræque falſæ ſunt*; Nous liſons

En cor Camſu

En cor Camſu

* ἀλλοῖα
φρογῶν, &
ἀλλοῖα ο'ρέων.
Aliena cogitans , & aliena videns.

la mesme chose dans Aetius, *melancholica deliria multiformia sunt propter peculiares CORRVPTAS imaginationes* ; Et dans Sennerus *æger multa falsa, inepta, absurda, imaginatur.* Trallianus appelle * ces fauces reuës, *vanas imaginationes*; Aretæus, *melancholica & tenebricosa phantasmata* ; Andernacus, *alienas cogitationes, visa falsa*; Campanella, *falsas notitias.*

Apres tous ces grands Hommes, il me reste vn Auteur à produire con-

μελαγχο- λικαὶ πα- ρᾴοιαι πο- λυειδεῖς μὴ εἰσι ταῖς κατὰ μέρος ὑπύ- λοις φᾳ- τασίαις. *Cap. de me- lanch. ex Galen.*

tre vous, duquel vous a-
uez meilleure opinion
que de tous les autres ensemble ; C'est Vous-mef-
me à la 54. page de voftre
liure ; *C'est* (dites-vous)
*noftre iugement qui fait la fau-
te, s'il approuue mal à propos
vne vifion erronée, que la Raifon n'a pas rectifiee, parce qu'elle n'a peu difcerner la verité
du menfonge.*

Conclufion badinée

Voyez vn peu quell'eft
la force de la verité, puifque vous n'auez peu
vous empefcher de la re-
conneftre au mefme en-

droit que vous eftiez
plus obftiné à la combat-
tre. Ce que nous appel-
lons *erreur d'Imagination,*
vous l'appellez *viſion erro-*
nee ; Nous diſons que l'I-
magination a *failly,* & vous,
qu'elle preſente des viſions qui
ont beſoin d'eſtre corrigees ;
Nous ſoûtenons qu'elle
eſt fauce, & vous, *qu'elle*
offre quelque fois le menſonge
pour la verité.

Ie n'en demande pas
dauantage ; Vous con-
feſſez que c'eſt l'Imagi-
nation qui ſurprent la

Cc

Meſ. fait veow
apres Campanelle
que ce n'y a point
le faut de la
verh d'Imaginer

Raison, & la trompe par
de fauces apparences,
Cela s'appelle propre-
ment faillir , &
estre blessee.

⁕⁕⁕⁕⁕⁕⁕⁕⁕⁕⁕⁕⁕⁕⁕

EXAMEN

DV V. POINT.

LE cinquiéme des
Points que ie veux
examiner , consiste
en ces paroles , *que l'on ne*
se pleigne point ; Ie laisse à la
Melancholie la possession des
Priuileges qu'elle a de produi-
re des raretez ; Et ie veux bien

croire ce *Paradoxe* qu'ell'est
assez puissante, pour faire predire les choses par des visions anticipees, &c.

Si Mr. Duncan auoit
entrepris de prouuer cet-
te proposition, ie ne le
trouuerois pas étrange,
Car supposé qu'il voulût
détruire la Possession, il
y paruiendroit facile-
ment apres auoir mon-
tré que la Melancholie
est capable de faire deuiner les choses à venir.

Mais vous qui écriuez
contre luy, & qui appel-

C c 2

lez égarez & ridicules
ceux qui attribuent les
signes de possession à
la Melancholie, l'auoüé
que ie ne puis compren-
dre pourquoy vous soû-
tenez ce Paradoxe, le-
quel étant prouué ruine
entierement vôtre cause.

La fin de l'Orateur c'est
de persuader, mais en
cette occasion tout vôtre
auantage consiste à n'e-
stre pas crû, Et le plus
grand mal qui puisse ar-
riuer au parti que vous
tenez, c'est qu'on estime

Cela est faux, M. S. ne trouue
pas etrange que
l'on attribue les
signes de Posson
a la Mel. en
General, mais
bien que l'on ait
recours à cette maladie
dans les Possedés
de Loudun en
particulier.

veritable ce que vous
dites pour sa defence.

Si la Melancholie a ce
priuilege que vous lui
donnez, Que deuien-
dront toutes ces preuues
que l'on tire de la Reue-
lation des choses occul-
tes? Que seruiront les
Argumens sur lesquels
vos Attestatiōs sont fon-
dées? Faites tout ce que
vous voudrez, si vous
permettez vne fois à ceux
qui nient la possession,
de croire que la Melan-
cholie donne des lumie-

res particulieres pour les
choses qui doiuết arriuer.
Iamais vous ne leur per-
suaderez qu'il n'i a point
de cette Humeur à Lou-
dun , & quelque Signe
que vo° leur apportiez,
ils vous diront toûiours
qu'il n'est pas plus dif-
ficile à faire que de reue-
ler les Choses futures. Si
vous les combatez de
l'Intelligence des Lan-
gues, ils vous répondrőt,
*si Melancholici furore correpti
futura prædicunt , poterunt
inaudita & incognita loqui.*

faire del imprimé

*Riol. in lib.
de abdit.*

Si vous leur obiectez
les mouuemens & les a-
gitations du Corps, Ils
penseront vous auoir
suffisamment satisfait en
uous disant, que la Me-
lancholie ne doit pas
estre creuë auoir moins
de pouuoir sur le Corps
que sur l'Esprit, & que
si elle peut porter l'En-
tendement iusques à la
connessance des Choses
à venir, elle peut bien
aussi rehausser la qualité
des mouuemens, & pro-
duire quelques Sympto-

mes extraordinaires. En vn mot, vous leur donnez le moyen de se defendre, & de reuoquer en doute tous les signes du Rituel.

Que si la necessité de grossir vôtre liure vous a ietté dans ce discours, vous deuiez à tout le moins vous souuenir de ce que vous auiez dit au commencement. Et puisque vous auiez repris M. Duncan comme sectateur de Pomponace, il ne vous estoit plus per-

Cela est faux que moy.
Joye parlé a M.
Diez particulier

mis de le citer contre luy
dans les mesmes choses
que vous auiez vn peu
auparauant condannées;
Vous estiez obligé de
suiure la negatiue de vô-
tre Paradoxe, & outre
qu'en cela vous eussiez
parlé côsequemment, vo⁹
eussiez peu vous vanter
de tenir l'opinion la plus
seure & la plus receuë
parmy les Medecins.
Vous pouuiez citer ces
paroles de Sennertus,
Diabolum se se immiscere Me-
lancholiæ patet ex eo quod

ægri futura prædicunt , arcana patefaciunt , &c. Et celles de Mercatus , *si acciderit Melancholiam à Dæmone proficisci, monstratur multis quæ sic affecti proferunt, quæ antea ignorabant.* Valesius traitte subtilemēt cette Question , & prouue à mon auis demonstratiuement que la Melancholie ny autre cause naturelle ne peut donner la faculté de deuiner *cum diuinationem vident & inspirationem non agnoscunt causantur naturam, sed longè credibilius est Dæmo-*

* Cap. de Melanch.

nem tacité rem quampiam *c. 30. de Sac. Pbd.*
Phantasiæ repræsentare quam
esse vim naturalem agnoscendi
futura.

Mais dites-vous, si l'on *page 65.*
ne peut trouuer vne cause naturelle de ces predictions, il
faudra honteusement auoüer
que tous les Melancholiques ont
le diable au Corps.

L'on diroit à vous oüir
que tous les Melancho-
liques prophetisent, &
cependant il s'en trouue
si peu que ie m'asseure
que vous n'en auez ia-
mais veu aucun. Pour

*cela s'entend
de ceux qui ne
disent ce qui
arriue après*

moy ie ne dy pas que
tous les Melancholiques
foint poffedez , mais ie
tiens pour conftant que
tous ceux d'entre eux
qui predifent, ne rencon-
trent que par hafard, ou
bien par l'affiftance d'vn
bon ou d'vn mauuais
Demon. Quand ils di-
fent ce qui doit arriuer,
non pas vne fois mais
plufieurs , & répondent
tellement quand on les
interroge , qu'il femble
qu'il y ait en eux vne habitude & vne faculté de

deuiner, il faut croire en
ce cas là qu'il y a quel-
que chofe de plus qu'Hu
main, mais s'il ne leur
eft arriué qu'vne fois, &
à l'heure qu'on y penfoit
le moins, il y a fans doute plus d'heur que de
fcience, & plus de hafard
que de genie ; *cafu fieri ra-*
ras illas quæ narrantur diuina-
tiones, conftat quia quod per fe
& ex facultate fit, femper aut
plerumque fit, quod cafu, rarò,
aut femel tantum.

Ces Femmes bacchan-
tes & furieufes qui ren-

doient anciennement des
Réponces, deuinoient de
la premiere façon, Leur
Extaze n'étoit point vn
effet de l'Humeur Atra-
bilaire, puisque vn mef-
me* Demō leur inspiroit
la Fureur & les Oracles
tout ensemble.

*Πονηρὼ
δ'ύναμιγοὺ-
χυλικὼ ἆ-
γαι διδυσίας
ἐπιβελεῦσ-
ϑυ τῇ αὐ-
θρωπίνη φύ-
σει, &c.
S. Basil.

Immanis in Antro
Bacchatur vates magnum si pe
Ctore possit.

Excussisse Deum.

Mais ceux qui font
simplement Melancho-
liques, ou plutôt Mania-
ques, s'ils deuinent quel

que chofe, c'eft temerai-
rement & par hafard ;
Et quand cela leur arri-
ue, ce n'eft pas que l'Humeur melacholique leur
donne des lumieres par-
ticulieres, mais feulemét
par ce que dans leur fu-
rie, ils parlent inceffam-
ment, & difent tant de
chofes, qu'il eft bien difficile qu'il ne s'en trou
ue quelqu'vne veritable.
Lors que la Bile les pic-
que & les tourmente,
les Efprits font violam-
ment agitez, les efpeces

paſſent rapidement de-
uant leur Phantaiſie,
D'où vient qu'ils ont vne
infinité de viſions con-
fuſes, & tant que la lan-
gue peut ſuiure leur pen-
ſee, ils tâchent de les ex-
primer, Et ſi l'Euenemẽt
en confirme quelqu'vne,
il eſt vray de dire qu'ils
ont parlé de la choſe à
venir, mais il eſt faux
qu'ils l'ayent preueuë.

Iugez de là combien
vous trauaillez inutile-
ment d'employer cin-
quante pages à donner

de mauuaiſes Raiſons
d'vne choſe qui ne ſe fait
point, puis qu'en effet les
predictions des Melan-
choliques ne releuent
point leurs conneſſances,
& ne les rendent pas plus
Sages.

S'il y auoit vn moyen
naturel de deuiner, il ne
le faudroit pas chercher
comme vous faites dans
le deſordre & la confu-
ſion qui ſe rencontrent
toûiours dans la teſte
des Maniaques, Il ſe
trouueroit bien plutôt

Ee

mes ne dit
pas cela

dans vn Cerueau biē neṭ
& bien ſain, dont les Eſ-
prits ſeroient purs &
nullemét agitez ou noir-
cis par la fumée de l'Hu-
meur atrabilaire. Ce
n'eſt pas comme * vous
dites l'excés du chaud &
du ſec qui peut perfe-
ctionner les facultez de
l'Ame, & leur donner des
conneſſances tranſcen-
dentes, l'excellence de
leurs operations depent
principalemēt d'vn tem-
perament exquis * & loüa-
ble, ſi bien aſſaiſonné du

Marginal notes:

Contre-Trallian

maſ ne dit point
cela

* Page 67. Il
s'éleue de la
Melácholie des
Eſpris fort de-
licats, qui par
leur tenuité &
grande chaleur
aiguiſent la
Phantaiſie des
Hypochondria-
ques, & leur
inſpirent des
conneſſances &
des penetratiõs.

* Non ad pon-
dus ſed ad iu-
ſtitiam.

Sec, du Chaud & de l'Humide, que les qualitez de l'vn ne soient point vaincues & domptées par l'activité de l'autre.

Hippocrate a diuinement expliqué cela au 1. liure *de diæt.* Il dit que l'Organe & l'Instrument principal de l'Ame est composé de feu & d'eau, & qu'elle n'est iamais plus sage, que lors que ces deux Elemens sont bien meslez ensemble, *ex his anima temperata sapientissima est, si verò aliquo ascita-*

τάτη, εἰ δέ
τινι επαγω-
γῇ χρεο-
μδίη τύτων
οκότερον
αὐξηθείη, ἢ
μαραίνοι, α-
φρονεςάτη
ἄν γένοιτο.

mento vtens alterutrum horum augescat , aut contabescat desipientissima fit.

Ie serois trop long si ie voulois examiner par le menu ; & refuter toutes les fautes que vous auez commises dans la confirmation de vôtre Paradoxe ; I'en remarqueray seulement trois en passât. La premiere, que tout ce que vous dites conuient bien mieux aux Maniaques qu'aux Melancholiques. La secôde, que ç'est errer bien lour

dement, de croire que les
Esprits . de l'Humeur
atrabilaire seruent de
matiere à la vertu d'Ima-
giner, & luy communi-
quent la tenuité & la cha
leur. La troisiéme, que
la comparaison que vous
faites des Medecins auec
les Hypochondriaques
est impertinente , car
ceux - là predisent *per*
λογισμόν, c'est à dire qu'ils
iugent que l'effet doit arriuer par la presence de
sa cause, par signes ou autrement , Mais ceux - cy

* Ce sont des
exhalaisons,
qui n'appro-
chent point de
la Noblesse des
Espris animaux
ψευδοπ-
νοήματα

Inesprié du
Censeur de
faire cette
comparaison
que M. J. ne
fait point

dans leur fureur ne iu-
gent ni ne conneſſent, ils
ſont incapables de man-
tir, & par conſequent de
dire vray.

Agrip. de
vanit. ſcient.

Quid aliud putabimus furo-
rem, quam alienationem huma-
ni animi ab ipſis malis dæmo-
nibus exagitati? ſomniatoribus
annumerandi ſunt ii qui, eos
qui præſentium notitiam, &
præteritorum memoriam, omnem-
que humanum ſenſum perdide-
runt Diuinam futurorum præ-
ſcientiam aſſequutos putant,

Ie ne puis encore paſ-
ſer ſous ſilence ce que

vous dites à la 58. page
de vôtre liure. *Quand ie*
dy auec asseurance que les cau-
ses naturelles n'ont pas tant de
pouuoir que le Peuple pense, ie
croy que ie ne dy rien qui ne
soit veritable, puisque la plus-
part de ceux qui font les grands
Espris parlent des forces de la
Nature auec autant de har-
diesse, que s'ils auoient vn état
des choses qui lui appartien-
nent paraffé de la main de
Dieu.

Cette Boutade a pleu à
quelques vns qui n'ont
consideré que les paroles,

mais tous ceux qui l'ont
examinée de prés & qui
ont comparé ce difcours
auec la page preceden-
te, l'ont trouué infolent
& indigne d'vn Ecriuain
iudicieux. En effet il y
a de la temerité en ceux
qui parlent fi hardîment
des Chofes, qu'il femble
qu'elles leur ont efté re-
uelées ; Nos fentimens
doiuent eftre modeftes,
puis qu'ils ne font pas
certains, & que le plus
fçauant hôme du Mon-
de eft beaucoup plus

ignorant que le moindre
des diables, Mais puifque
vous auez cette connef-
fance pour les autres que
né l'appliquez - vous à
vous mefme? quel droit
auez-vous de parler auec
affeurance·puifque vous
ne permettez pas aux
autres de parler auec
hardieffe? C'eft vous fans
doute qui auez la Clef
des caufes naturelles, &
auquel Dieu a remis
l'Etat de toutes chofes
paraffé de fa main, au-
trement vous ne feriez

*Depravation
du texte & du
fens de Mr.*

** Quand ie dy
auec affeurace.
page 58.*

F f

pas fi hardy que d'écri-
re, *que l'on ne fe pleigne point,*
ie laiffe à la Melancholie la
poffeffion de ces Priuileges.
Bien qu'il femble que ie reduife
la Nature au petit pié , ie ne
laiffe pas de luy conferuer fes
droits. Ie la maintiens dans les
chofes ou elle eft bien fondee.

Sans menti il faut eftre
bien aueugle pour parler
de la forte, & reprandre
les autres en mefme
temps d'auoir trop
de Hardieffe.

faute de l'Impr

EXAMEN
DV VI. POINT.

APres auoir exami-
né vos raisons ge-
nerales & commu-
nes à toutes les Femmes,
ie veux faire voir en ce
dernier point, que celles
que vous alleguez com-
me particulieres, & pro-
pres au fait de Loudun,
ne sont pas meilleures;
Entre plusieurs que vo⁹
rapportez, i'en choisiray
seulement deux sur les-

quelles il me semble que
vous faites plus de For-
ce que sur les autres.
Voici la premiere.

Qui considerera ces Filles
dans leur enbonpoint , ne iu-
gera iamais que la Melancho-
lie qui est la source des plus
grands & des plus dangereux
maux qui attentent à la vie,
se puisse accommoder auec la
santé parfaitte dont elles iouis-
sent toutes depuis trois ans
& plus.

Et en vn autre endroit,
il faudroit que nous eussions
fait veu de n'estre pas raison-

nables, pour croire que des per-
sonnes bien saines au iugement
de tous les sens, ont les maux
les plus dangereux qui puis-
sent attaquer la vie.

Ce discours est tout à
fait contraire à l'expe-
rience qui nous fait voir
tous les iours des Melan-
choliques qui se portent
si bien qu'il semble que le
Corps se réiouïsse pen-
dant que l'Esprit est à la
gesne; Nous remarquons
entr'autres des Femmes
qui ont le Teint si frais
& si vermeil, qu'il est

aiſé de iuger que *malum ad*
mentem non ad corpus vertitur,
leur mal afflige plus l'Eſprit
que le Corps.

Vous trouuez difficile
à croire que des Filles
ſupportent les Sympto-
mes & les Accés de la
Melancholie quarante
mois entiers, & vous ne
prenez pas garde qu'il y
en a beaucoup en vie qui
ſont maniaques, & qui
ont reſiſté aux aſſauts
de la Rage & de la Fu-
rie depuis quarante ans,

Loco citato.

Tant s'en faut que Celſe

estime cette Maladie
auffi dangereufe à la vie
que vous faites, qu'il l'appelle *genus morbi longiſſimum*
adeò vt vitam non impediat.

Si vous estes en peine
de ſçauoir pourquoy les
Melancholiques & les
Maniaques viuent ſi
long temps parmy les
tourmens qu'ils ſe don-
nent, & les fautes qu'ils
commettent dans le Re-
gime de viure, vous le
pouuez apprendre bien
au long dans Mercurial,
dans Sennertus, & beau-

coup d'autres qui trait-
tent expreſſement cette
queſtion, Ce qui m'éton-
ne c'eſt que vous n'ayez
pas remarqué cela dans
vn liure d'Hippocrate
que vous auez cité * ou il
eſt dit expreſſement, *mor-*
bus hic diuturnus eſt & conſé-
neſcentes, ſi ita futurum eſt re-
linquit, ſin minus commoritur.
Et Galien, *vt cunque acci-*
derint hi morbi, omnibus prote-
lantur.

Ie ne dy pas que la
Melancholie ne degenere
ſouuent en d'autres Ma-

* Ἡ δ᾽ νȣ̃-
σος χρονίη,
& ἀπογη-
ραϲκοντας
τȣ̀ μέλλη
ἀπολείπειν,
τȣ̀ δ᾽ μή ϲυ-
ναποθνήϲ-
κει.
2. de morbis.

* De melan-
chol. Hipochö-
dr. ex Diocle.

ladies qui apportent a-
uec elles des Symptô-
mes tres facheux, ie ſçay
bien que cela arriue quelque fois, mais ie nie qu'elle ſoit ſi dangereuſe qu'il
faille ſoûtenir qu'vne
Femme ne la peut ſouf-
frir ſans perdre la vie &
l'enbonpoint.

La 2. eſt telle, *Entre les*
Melancholiques l'on n'a point
oui parler qu'il y en euſt eu au-
cun qui voulût ſe faire du mal
pour perſüader aux Hommes
qu'il fuſt ce qu'il s'eſtoit imagi-
né, l'Humeur de nos poſſedees

Gg

Tout cecy eſt
contre l'autheur
Page 222. *meſme*

Page 224.

seroit donc biẽ particuliere, &c.

Ie voy bien que vous ne sçauez pas toutes les façons de faire , ni les biiarres Humeurs des Melancholiques , car il n'est rien de si frequent que de voir ces pauures mal-heureux se faire du mal, mettre leur vie en danger, voire mesme se donner la mort ; *Vous en verrez quelques vns* , dit Galien, *qui sont si perdus d'Esprit & si éloignez de leur bon sens , qu'ils se font mourir quoy qu'ils craignent la mort.*

Que les Mé-lancholiques se font du mal.

Quosdam etiam alieno atque extraneo videbis animo vt pote qui si-mul mortem & metuant & si-bi consciscant 3. de loc.

Nous liſons dans Hip-
poc. au liure que i'ay
deſia cité que pluſieurs
ſe ſont étranglez; *ſed & a-*
lium horribiliter compellat, & in
puteos proſilire, ac incidere iu-
bet, & ſtrangulari tanquam me-
liora ſint hæc, & omnem vitæ
vtilitatem excedentia.

Les filles Mileſiennes
furent autrefois agitées
d'vne meſme fureur, car
au rapport de Plutarque
elles ſe pendoient toutes
ſans qu'on leur peût
oſter ce cruel & perni-
cieux deſſein, ni par

raiſons ni par prieres

Τὰς μιλεσίων πότε παρθένας δεινόν πάθος
ᾧ ἀλόκοτον κατέσχεν ἐπιθυμία θανά-
τε ᾧ πρὸς ἀγχόνlυ ὁρμὴ περιμανης

la Melancholie leur inſpira non
ſeulement le deſir, de mourir,
mais de mourir d'vne meſme
ſorte.

Telle eſtoit auſſi la
Manie de ces pauures
Femmes de Lyon, *quæ*
cateruatim ſe ſe in puteos præ-
cipitabant.

Vous me direz *que vous*
ne doutez pas qu'il ne s'en trouue pluſieurs qui ſe font du mal,
mais non pas à deſſein de per-
ſuader aux autres qu'ils ſont

en effet ce qu'ils penfent eftre;
Si cette diftinction eft
veritable vous en meri-
tez l'honneur tout entier,
car perfonne ne s'en eft
ferui auant vous ; N'eft-
ce point fe faire du mal
que de fe faire mourir ?
& cependant nous en
voyons plufieurs qui ne
veulent point manger a-
fin de faire croire qu'ils
font morts, ils aiment
mieux mourir de faim
que de dõner en mangeãt
vn figne qui les puiffe
conuaincre d'eftre en vie.

Ferrand auant
moy dans le
pauch de l'amo
erons

Je penfe qu'il
n'en a paffant
Veu qu'il dit
cõ mal et ant
affy rare

I'ay veu vn Religieux,
qui s'estāt persuadé estre
mort, ne peut iamais es-
tre forcé à prendre de la
nourriture; on le baillon-
na, on y employa toutes
sortes d'inuentions · &
d'artifices, il rendit tout
cela inutile , & fist parestre qu'il aimoit mieux
mourir que de faire quel-
que chose qui peût de-
mentir l'opinion qu'il a-
uoit d'estre mort ; Il s'en
trouue d'autres qui estās
tombez dans cette Réue-
rie derobent ce qu'ils peu-

uent pour fe nourrir, la faim les contreint de mã-ger pourueu qu'il n'y ait point de Témoins , ce font ceux-la defquels parle Celfe , *quidam etiam Artes adhibent , quelques vns employent la Rufe & l'artifice pour maintenir leurs Imagina-tions , & fe gouuernent auec tant d'induftrie qu'il eft bien difficile de comprendre, comme quoy ils peuuent conduire leur folie auec tant de fageffe.*

Nous leur pouuons comparer celui dont vo⁹ parlez qui s'imaginoit

eſtre de beure ; Car puis
qu'il ne voyoit iamais le
feu qu'auec des cris épou
uentables, ie m'aſſeure
qu'il euſt mieux aimé
tranſir de froid que de
s'en approcher; Cet autre
qui croyoit nayer tout
le Monde en piſſant e-
ſtoit dans vne pareille
obſtination, & quoy qu'il
ſe fiſt vn tres grand mal
de retenir ſon eau, ce pendant il eſtoit reſolu de le
ſouffrir plutôt que de
chocquer ſa Phantaiſie,
ſi on ne l'euſt trompé

faute de l'Imprimeur

pour le guerir, cette opi-
niâtreté lui euſt couté
la vie.

Encor que i'aye mon- *CONCLV-*
SION
tré aſſez clairement que
vos Raiſons particulieres
ne ſont pas de meilleure
trempe que les generales,
ie ne pretens pourtant
pas que ce que i'ay dit
contre les vnes & les au-
tres face rien contre les
R. de Loudun. La cauſe
que vous deffendez eſt
fort bonne, mais vous la
traittez mal, Ell'a de
meilleures preuues que

Hh

celles dont vous vous
feruez, & quoy qu'en ma
confcience i'eftime la
Poffeffion veritable, ie ne
laiffe pourtant pas de dire hardiment que tout
Homme qui la croit fur
vos principes fe trompe,
& manque autant de iu-
gement que celui qui
la nie tout à
fait.

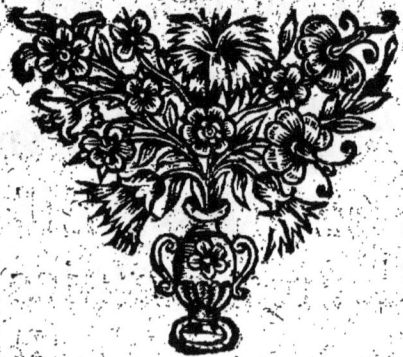

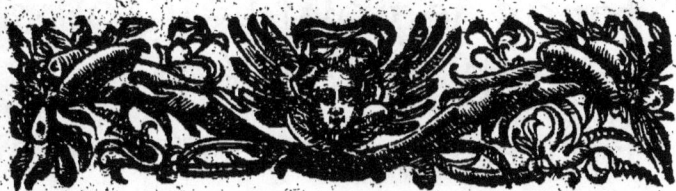

EXAMEN

DES MARGES.

C'EST vne chose assez familiere aux bons Auteurs d'enrichir leurs Marges de belles & doctes citations, Mais de les farcir de rapsodies, ou de textes contraires, cela n'appartient qu'à ceux qui se mocquent du monde; Si le

fonds de voftre difcours
eft mal raifonné, vos au-
toritez font encores plus
mal employées, vous ci-
tez des Auteurs contre
leur propre fens, & qui
pis eft le mefme texte
que vous alleguez n'a le
plus fouuent point de
force que contre vous-
mefme.

Vous vous eftes trom-
pé dés la premiere de
vos Marges, car Va-
lefius |ne dit *pas vn
feul mot dans tout le
Chapitre 15. de ce que,

** Quoy qu'il
en parle ail-
leurs.*

vous pretendez.

La seconde n'est autre chose qu'vne inuectiue contre Pomponace, si vous en fussiez souuenu sur la fin de vôtre liure vous ne l'eussiez pas suiuy, ni cité pour confirmer les mesmes choses pour lesquelles il est taxé en cet endroit.

La 3. n'est pas de vous, vous l'auez transcritte du liure de M. Duncan sans y mettre rien du vôtre que trois fautes, λογιτῶν pour λογιτῶν

Page 3. qui natura limites ad summam impietatem, &c.

Mes auoue cette Inuectiue le ne le cite apresque pour faire veoir à M. D. qui les plus temeraires ont des sentimens plus timides que ceux qui ad des Possedees

ἔχτρων pour ἔχϑρων, ἐπῦχται pour ἐπῦχϑαι.

Les sept autres qui suiuent dans la sixiême page sont de plus grande importance, & meritent vne reueuë plus particuliere, vous les employez pour prouuer que toute Melancholie vient d'vn excés de chaleur & secheresse, Et mal à propos; Car elles ne peuuent valoir que pour la Melancholie Hypochōdriaque, Voici la premiere, *Hippocrates sub nomine* ἀνϑρωπίς

eius * caufam agnofcit incendium cum rubore, 2. de morbis.

Hippocrate au fecond de morbis a dit, que la caufe de la Melancholie eftoit vn embrafement auec rougeur.

'Iamais Hippocrate n'a penfé à cela, & ie vous deffie de nous montrer que dans le 2. *de morbis,* ou dans tout le refte de fes œuures il ait fait cette propofition. Il décrit vne maladie qu'il appelle ἀυδυτη & fans parler des caufes qui la produifent, il en rapporte les Sym-

[marginalia, handwritten]

ptômes, *neque fine cibo effe*
neque cibum acceptum tolerare
poteſt, vbi fine cibo manet vif-
cera fugunt, & vbi cibum ac-
cepit ructus adſunt, & cum
rubore exardeſcit; Il y a au
grec φλογιᾶ, ſi vous euſſiez
bién leu, iamais vous
n'euſſiez rapporté aux
cauſes de la maladie, ce
qui ne ſe peut entendre
que du malade.

Sçachez donc que vo⁹
vous eſtes trompé, &
qu'Hippocrate ne veut
dire autre choſe en cet
endroit, ſinon que celui

qui eſt incommodé de
cette maladie (qu'il ap-
pelle deſechante quelle
qu'elle ſoit) eſt tout en
feu auſſi toſt qu'il a
mangé , φλογιᾶ *exardeſcit*
cum rubore. Vous faites
tort à ce diuin Eſprit de
lui faire dire que la Rougeur eſt cauſe de la Me-
lancholie, S'il eſtoit encor
au monde il ſeroit tout
en feu & tout rouge de
cholere de ſe voir cité
par vn homme qui le
traitte ſi mal, & qui lui
fait dire de ſi grandes

Ii

Depravaõ Car
meſ. ne dit
point cela

impertinences. *Hippocra-*
tes ſub nomine Anantes , Si
vous euſſiez entendu cet-
te diction, vous euſſiez
bien ſceu qu'elle vient de
ἄνω qui ſignifie *ſicco*, & par
conſequent qu'il failloit
écrire ἀυδωτης & non pas
ἀνδωτης ; Il y a dans le texte
ἑτέρη νοῦσος ἀυδωτὶ λεγομένη.

Ie ne veux pas icy diſ-
puter contre vous ſi cet-
te maladie ſe doit pren-
dre pour la Melancholie
ou non , ie me contente
de vous faire remarquer
que vous auez mal prins

faute de ſoup:

e fens d'Hippocrate en
cet endroit, parce qu'il ne
lit point , *caufam Me'an-*
holiæ effe incendium cum ru-
ore.

πλεῖον τὸ
θερμὸν τ
προσήκον-
τος:

En la feconde, vous ci-
ez ces paroles de Dio-
les que vous auez pri-
es dans Galien , *plus calo-*
s quam decet habere in ve-
ofo genere.

* Des fept con-
tenues en la
fixiéme page.

C'eſt grand cas, que vo⁹
e pouuez toucher à vn
affage fans le corrom-
re ; Le Texte porte,
ταῖς φλεψὶ τℓν τροφℓν ἐκ γαϛρὸς δε-
ομῄοῃς, *in venis quæ excipiunt*

Ii 2

alimentum ex ventriculo ; Ce
n'est pas sans mystere que
vous dites, *in venoso genere*
au lieu de *in venis quæ excipiunt alimētum è ventriculo,*
par ce que vous voulez
faire valoir cette autorité pour la seconde espece
de Melancholie, dont la
cause materielle est con-
tenuë dans les venes, &
d'autant que ces paroles,
*venæ quæ excipiunt alimen-
tum è ventriculo* ne designēt
encor que la premiere
Region du Corps ; Vous
les auez changées, & mis

en leur place *in venoso ge-*
nere, comme si l'intention
de l'Auteur auoit esté de
dire que la cause de Me-
lancholie vient d'uu ex-
cés de chaleur qui brûle
dans toutes les venes,
Mais comme il ne décrit
en ce lieu là que la Me-
lancholie Hypochon-
driaque, aussi n'atil dit
autre chose sinon *flatuo-*
sas vocatas affectiones suspican-
dum est plus caloris quam de-
cet habere in venis quæ ali-
mentum excipiunt à ventri-
culo.

La 3. 4. 5. & 6. ne prouuent autre chose sinon que la Melancholie, ou affection Hypochondriaque viennent souuent d'vne intemperie chaude & seche ; Ce sont des autoritez particulieres desquelles vons ne pouuez tirer la consequence que vous pretendez, à sçauoir *que toute Melancholie vient de chaleur & secheresse* ; Car ie vous ay fait voir au second point que les mesmes Auteurs reconnessent le contrai-

Corrigez cette faute que vous auez mise dans la 3. φλόγωσιν exurens , au lieu de exurentem.

le Cenceur s'est serui de l'auis que Mr. lui donne Que les auteurs disoient des choses toutes Contraires à ce qu'il a raporte deux mots

re. Ce qui vous trompe
c'eſt que vous argumen-
tez du particulier au ge-
neral, & ainſi vos con-
cluſions ſont quaſi tou-
tes mauuaiſes.

La ſeptiéme eſt cellecy,
his aſſentitur eruditiſsimus D.
Sennertus lib. 3. *pract. med.*
partic. 5. *ſect.* 1.

Voici bien la plus plai-
ſante choſe du monde,
vous auez pris de lui les
ſix autoritez preceden-
tes, & puis vous faites
l'ignorant, & affin de faire croire que vous les a-

uez leuës chacune dans
fa fource , vous dites
froidement *his affentitur
Sennertus* , *&c.* Vous ne
laiffez pourtant pas de
vous méprendre , car il
n'eft pas de l'auis de tous
ceux qu'il cite fur cette
queftiõ, & principalemét
de ceux qui croyent que
la Melancholie Hypo-
chondriaque vient tou-
iours d'Inflammation,
Au contraire il recon-
neft que l'Intemperie froi
de de l'Eftomach y cõtri-
bue beaucoup, & contre

ce que vous dites que
cette maladie ne se fait iamais
que de bile iaune ou noire.
Il dit expressement au
mesme endroit, *quod ad*
humorem huius mali causam
attinet, est ille non vnius ge-
neris sed varius, biliosus melan-
cholicus pituitosus acidus, &c.
proinde tum frigidæ, tum cali-
dæ intemperiei signa adsunt.

Dauantage vous le pro
duisez pour prouuer que
les Femmes ne peuuent
estre melancholiques, &
vous ne prenez pas gar-
dequ'il dit au mesme lieu

Kk

*sæpe in fœminis Hypochondria-
cæ affectiones ita sunt similes
vix vt discerni queant, imo sæ-
pé coniunguntur.*

Page 13.

Pour prouuer que la
Melancholie Hypochon
driaque vient *d'vne cha-
leur excessiue qui enflame* les
deux choleres, vous alle
gùez ce passage page 13.

Splenicis a-
cria & amara
conueniunt,
dulcia vero no-
cent.

τοῖς σπληνικοῖς τά μὲν δριμέα & τὰ μὲν
πικρά ὠφέλιμα τά δ γλυκέα βλαβερά

Et vous aioutez du
vôtre ; *dulcia enim calida
sunt, calidus autem affectus apposito frigidorum vsu debellatur.*

Sans menti voila vne

Conſequence bien tirée;
les choſes acres & ameres ſont
bonnes aux Rateleux, & les
douces leur ſont mauuaiſes,
donc la Melancholie eſt chaude & ſeche.

En ce raiſonnement il
y a deux notables fautes.
La 1. conſiſte en ce que
vous prenez les Rate-
leux & les Hypochon-
driaques pour vne meſ-
me choſe ; Et ce qui eſt
dit des vns vous l'appli-
quez aux autres.

La ſeconde, en ce que
vous croyez que les cho-

Kk 2

ses picquantes & ameres
sont bonnes aux Rate-
leux, par ce qu'elles sont
froides , & que les dou-
ces leur sont côtraires, par
ce qu'elles sont chaudes.

Pour comprēdre la pre-
miere, il faut sçauoir que
le mot σπληνικός signifie en
general tous ceux qui
sont malades de la ratte,
& en particulier ceux
desquels la ratte est dure
& bouchée. Cette derniè-
re signification est plus
propre & plus ordinaire
dans les bons Auteurs,

Ainsi Galien voulãt trai-
ter des remedes spleni-
ques dit, *relictis iis quæ in-*
flammato spleni commodant eo-
rum tantum mentionem faciam,
quæ visceri iudurato opitulan-
tur, quod ipsum fecerunt qui
ante me scripserunt, propriè eos
splenicos appellãtes qui indura-
tã splenis affectionem habent. Il
dit encor la mesme chose
sur le Commẽtaire de cet
Aphor. ὁκόσοι σπλωώδεες, &c.
Et Hollier σπλωώδεις *Hippo-*
crati dicuntur quibus obduruit
lien; Et Sennertus du-
quel vous auez pris ce

καλῦ͂τες
ἰδίως σπλη
νικὸς τῆς ἐν
σκιρρῶδ ει
διαθέσει,
τὸν σπλῆ-
να ἔχοντας
lib. 9. de comp.
med. secundum
los.

paſſage que nous exami-
nons; *veteres eos* σπλωικὸς *vo-*
cabant quibus lien ex humorum
infarctu induruerat;

Iugez à preſent vous
meſme la difference qu'il
y a entre les ſpleniques
& les Hypochondria-
ques , ell'eſt telle que
beaucoup d'Hypochon-
driaques ne ſont pas Ra-
teleux, & au contraire, &
par conſequent, quand
vôtre paſſage diroit ex-
preſſement que tous les
ſpleniques ſont trauail-
lez d'vne intēperie chau

de & seche, cela ne con-
clueroit pas pour les au-
tres dont la Maladie de-
pent fort souuent d'au-
tres causes que des affe-
ctions de la Ratte.

La seconde faute est
encor plus grande , &
moins excusable , Car
tant s'en faut que les choses piquantes, acres & a-
meres soient froides cô-
me vous dites qu'il est
indubitable, qu'elles sont
plus chaudes que les
douces , cela est exprés
dans Galien au 4. des fa-

*Mess. ne dit
pas un mot de
cela*

cultez des ſimples medi-camens , ὺ θερμὸς μόνον* ἀλλὰ ᾧ ξηρός ἐςι τὴν κρᾶσιν ὁ πικρὸς ἅπας χυμὸς.

Et pour les acres & pi-quantes; τὺς δ᾽ δριμεῖς ἅπλνας χυμὺς ἄκρως θερμὺς χρὴ γινώσκειν ὄντας, ὅτε

Il dit en vn autre en-droit du meſme liure *que la chaleur eſt ſi manifeſte dans les choſes acres et ameres que perſonne n'en a douté* ὔτε τῶ παλαιῶν ὔτε τῶ νεωτέρων ἰατρῶν.

Or que vous ayez eſti-mé que les choſes acres & ameres ſont froides, cela eſt clair, car en ex-pliquant ces paroles τοῖς σπληνικοῖς, vous dites, *dulcia*

enim calida, calidus autem af-
fectus apposito frigidorum vsu
debellatur; Comme si vous
raisonniez de la sorte ; *les*
choses douces sont contraires
aux Rateleux par ce qu'elles
sont chaudes , dulcia enim ca-
lida , & les ameres & piquan-
tes leur sont bonnes parce qu'el-
les sont froides , calidus autem
affectus frigidis debellatur.

Aprenez donc que les
choses douces ne sont
pas en cet endroit oppo-
sees aux ameres à cause
de leur temperament, car
il est chaud aux vnes &

aux autres, mais à raison
de leur substance, laquelle est gluante, grossiere,
& visqueuse dans les
choses douces ; Et tout
au contraire ell'est pene-
trante, subtile & apperi-
tiue dans les choses acres
& ameres ; De là vient
que les douceurs nuisent
aux Rateleux , par-ce
qu'elles bouchent la rate

Mesut.

*dulce enim obstruit & flatu-
lentum est* ; Et les choses a-
meres leur profitent,
d'autant que elles pene-
trent facilement & font

Leptomera.

capables de couper & in-
ciſer les humeurs groſſie-
res qui font l'obſtruction;
C'eſt pour cela que Ga-
lien les appelle χρήσιμα τῷ
σπλάγχνῳ πρὸς τὸ τέμνειν & λεπτύνειν τὲς
παχεῖς & γλίσκρὲς χυμὲς Et Me
ſué *amarum ſiccat, apperit*
orificia vaſorum, &c.

Concluons donc que
vous n'auez pas entendu
ce paſſage, que vous l'a-
uez mal employé, & que
s'il a quelque force c'eſt
contre vous meſme; Car
ſi les maladies ſe gueriſ-
ſent par leur contraire,

& fi les chofes ameres
font bonnes aux Hypo-
chondriaques, il s'enfuit
que leur maladie eft froide , autrement elle ne
feroit pas foulagée par
les chofes ameres qui
font chaudes, Ce n'eft
pas moy qui tire cette
confequence, c'eft vous
mefme en ces termes,
calidus autem affectus appofi-
to frigidorum vfu debellatur.

J'ay fi peur d'eftre trop
long, que ie ne veux pas
m'arrefter à vous re-
prendre de ce que vous

écriuez δρυμέα pour δριμέα,
σπλωηκοῖς pour σπλωικοῖς.

A la page 16. Vous
rapportez deux passa-
ges, l'vn de Hollier, &
l'autre tiré des Aphoris-
mes d'Hippocrate ; Le
premier est tel , *timidum*
esse tristem sine furore, ridicu-
la & falsa animo mouentem
læsa imaginatrice,&c. Sur ce
passage ie remarque deux
choses, La 1.qu'il est commun aux trois especes de
Melancholie , encor que
vous ne le donniez que
comme particulier aux

Hypochondriaques. La
seconde, que vous auez
manqué de iugement de
citer vn paſſage qui dit
ſi expreſſement que l'I-
magination eſt bleſſee
dans cette maladie ; car
puiſque vous auiez reſo-
lu d'employer la troiſié-
me partie de vôtre liure
à prouuer qu'elle ne ſe
peut tromper, il me ſem-
ble que vous ne deuiez
pas fournir au Sr. D. des
armes pour vous com-
battre, ni lui produire vn
Auteur qui parle ſi net-

tement pour lui.

L'autre paſſage vous eſt nõ ſeulemẽt inutile, mais contraire tout à fait, c'eſt l'Aphoriſme 23. du 6. liu. ὡ φόβος ᾖ δυσθυμίη πολὺ χρόνον διαλε- λέη μελαγχολικὸν τὸ τοιᵝτον ; ſi metus & moeſtitia longo tempore perſeuerent, ſignum eſt melancholicum.

Ne vous mocquez vo⁹ pas du monde de produire ces paroles pour prouuer que la Peur & la Triſteſſe ſont ſignes manifeſtes d'vne cholere brûlée ; Hippocrate decrit en ce lieu là les plus ordinaires ſym-

[note manuscrite en marge : Moy ie ne dis pas cela, mais ſeulᵗ en ce ſens la que ces paſſions ſuiuent l'embraſeſt de cette humeur]

Hippocrate parle
de la Melancholie
maladie que Mr J.
sur le raport des
autheurs qui l'ont
maintenant ...
gardé

* *La peur &
la tristesse.*

ptômes de la Melancho-
lie en general, mais il ne
dlt pas vn seul mot de
chaleur, de bile, ni de brû-
lure ; Au contraire la
pluspart de ceux qui
l'ôt interpreté demeurent
d'accord que ces deux
passions de l'Ame * sont
plus souuent l'effet du
froid que du chaud, si
bien que s'il les faut prendre pour des signes, il est
bien plus raisonnable de
les rapporter à la froi-
deur & noirceur du suc
melancholique, qu'à la

chaleur & aduſtion de la Bile ; *Cauſa cur melancholici ſunt formidoloſi inde eſt petenda quod frigidi ſunt.* Et Ariſtote parlant de la Melancholie dit ψυχροτέρα μὲν γὰρ ἔσαι τ̈ καιρῦ δυσθυμίας ποιεῖ ἀλόγυς ϛ φόβυς* , *quand cette humeur eſt froide elle cauſe la peur & la triſteſſe.*

Galien attribuë la peur des Melancholiques à la noirceur. Auerroes diſpute contre lui , & veut que ce Symptôme appartienne à la froideur du Suc melancholique; Ie ne

M m

* *Multum refert quâ quiſque melancholiâ teneatur hûc enim feruens & accenſa , illum frigida occupat , hi ſunt triſtes & timidi , illi furētes; Fracaſtor.*

* *in problem̄.*

veux pas ici deduire les
raisons de l'vn ni de l'autre ; Il me suffit de vous
faire remarquer qu'ils
ont tous deux parlé con-
tre vous ; N'importe le-
quel des deux gaigne sa
cause, vous ne laissez pas
toûiours de la perdre,
car il se trouuera par
leurs raisons que formel-
lement & de soy la froi-
deur oste le courage &
donne de la timidité à
toutes sortes de person-
nes, mais principalement
aux Melancholiques ,

dans lefquels elle n'agît
pas toute feule, mais con-
curremmēt auec la noir-
ceur de l'humeur , qui
obfcurcît les Efprits, &
remplit le Cerueau de
confufion , & de tene-
bres.

Que s'il arriue quelque-
fois que les Bilieux ou
Atrabilaires fouffrēt ces
Symptômes (c'eft à dire
la peur & la trifteffe) ce
n'eft que par accident &
à raifon des epeffes fu-
mées & vapeurs noires
qui abattent le courage

& forment des Phantô-
mes hideux , car la Bile
de foy eſtant brûlée eſt
plus capable de faire les
delires furieux & teme-
raires , que des reſueries
triſtes & timides , c'eſt le
ſentiment de Galien en
ces paroles ὁ ἕτερος χυμὸς ἢ με-
λαίνης χολῆς ὁ κεκαυμάνος ἢ ξῳθῆς
χολῆς γενόμανος τὰς θηριώδεας παραφρο-
σύνας ἀπολελῶ.

3. de loc.

Page 27. *Melancholia Cerebrum afficiens idiopathicè
aut per ſympathiam.*

Iay fait voir au 3. point
combien vous auez fail-
ly dans la diuiſion des

Eſpeces de Melancholie, cette marge voꝰ réd tout a fait inexcuſable, car elle n'appartient pas ſeulement à la 3. Eſpece comme vous penſez, mais à toutes en general, puiſque voꝰ ne pouuez parler d'aucune Melancholie qui ne donne au Cerueau *idiopathicè vel per ſympathiam.*

Il ſemble pourtant que vous auez ſeꝛ ceꞇ teti faute, car pour la corriger en quelque façon, vous voulez qu'on liſe *protopa-*

thicè au lieu de *idiopathicè*;
Le remede eſt pire que
le mal, parce que *protopa-*
thicum non opponitur ſympa-
thico, ſed deuteropathico. D'ou
ie conclu que pour bien
deſigner la troiſiéme Eſ-
pece qui vous reſtoit à
vuider, vous deuiez met-
tre, *Melancholia Cerebrum*
afficiens idiopathicè, ou bien
protopathicè aut deuteropathi-
cè, d'autant que ces deux
derniers ſont eſpeces d'I-
diopathie.

Ce qui vous a trompé
c'eſt que vous auez creu

que *idiopathicum* & *protopa-*
thicum n'eſtoit qu'vne méme choſe, & cela ie le remarque encor en la pa-
ge 30. ou vous dites, *in-*
temperie idiopathicâ, *ſeu pro-*
topathicâ. En vn mot liſez
comme vous voudrez,
iamais vous ne trouue-
rez vôtre conte, car ces
paroles, *idiopathice, ou proto-*
pathice, iointes auec *per*
ſympathiam ſignifiront toûiours plus ou moins que
la troiſiéme Eſpece.

De hac luxuriam vide Fer-
nel. lib. 4. de feb. c. 9.

Tout cela eſt
faux & corrigé
par M.J.

Encor que Fernel ne
parle point en ce chapi-
tre *de idiosyncrasiâ* ; Ie ne
vous accuse pourtãt pas
tant d'auoir cité à faux,
que d'auoir mal entendu
cette diction, car il est é-
uident que vous la pre-
nez à contre sens, & com
me si elle signifioit le
mouuement particulier
des humeurs qui font
les fieures intermitten-
tes; Sçachez donc qu'elle
nē veut dire autre chose
sinon vne certaine pro-
prieté des corps & vne

*Cela est faux /
à la marge de
Fernel vis à vis
de ce passage
mot à ce*

*Ie m'en rap-
porte à ceux
qui voudront
lire Fernel en
cet endroit, &
vôtre liure*

particuliere & indiui-
duelle condition de leur
temperament, * *corporum*
proprietas & peculiaris cuiusli-
bet natura ; Si vous m'en
croyez vous écrirez vne
autre fois ἰδιοσυγκρασία & nõ
pas ἰδιοσυγκρισιῇ .

Page 52. *Sicut cum dormi-*
mus videmus in somnis pluri-
ma, nec imaginatio fallitur, &c.
Vous citez Campanel-
la comme s'il estoit de
vôtre auis, *que l'Imagina-*
tion ne se peut tromper ni estre
blessee.

Mais tant s'en faut

* *Gor. in med.*
definit.

Autre marge
tirée de Cam-
pan.

N n

Camparella est l'autheur de cette opinion mot à mot

6. Medic. c. 1. art. 2.

qu'il soit pour vous, qu'il vous est absolument contraire ; Ie m'en rapporte à ces paroles, *fides iudicium, discursus & imaginatio immutantur & abeunt in falsas notitias* ; Vous nous voulez persuader que cet Auteur ne croit pas que l'Imagination puisse faillir, & qu'il n'y a que le Iugement qui se trompe, Et cependant il dit clairement *que l'Imagination manque fort souuent, sans que le Iugement soit de la partie, quando videt aliquid repræ-*

Ibidem.

fentans quod non eſt , niſi acce-
dat iudicium dicitur ſolius i-
maginationis vel ſenſus mor-
bus; Et plus bas, *quando au-*
tem quis videt ante oculos vel
intra Cerebrum vigilans fa-
cies diſtortas truncas , &c.
nec credit eſſe res , ſed imagines
iſte ſolâ imaginatione ſenſuque
Ianguet; Voila comme vo⁹ **Non autem iu-**
eſtes iudicieux ou fidel- **dicio.**
le dans vos citations.

Il y a bien dauantage,
car les paroles meſmes
que vous rapportez vo⁹
condamnent, *nec mens huic*
errori ſubuenit;Qui a til de

Nn 2

plus clair? *la Raison manque*
parce qu'elle ne corrige pas
l'erreur qui lui est presentee;
ce n'est donc pas elle qui fait
la premiere faute, puis qu'elle
manque à corriger celle qui
est faite.

Vous auez esté bien
plus fin dans la marge de
la page 111. car au lieu
qu'en cellecy vous auez
fidellement rapporté ce
qui faisoit contre vous;
dans l'autre vous auez
couppé le Texte par la
moitié, & apres auoir dit
Melancholica deliria multifor-

*Consequenn
mal hrée par
le Censeur &
l'amp... mal
entendu*

*Autre marge
tirée d'Act.*

mia funt, vous en eftes demeuré là de peur de
vous faire tort par ces
paroles qui fuiuent, *ob*
peculiares corruptas imagina-
tiones.

Ce n'eft pas l'intention
d'Aetius, de dire que la
diuerfité des Tempera-
mens apporte de la dif-
ference dans les réueries
des Melācholiques, com-
me vous pretendez, mais
feulement que les deli-
res melanchóliques font
auffi differens que leurs
imaginations deprauées

Mes à mise
dont il auoit
befoing faisoit mettre
les chofes qui
auoient esté
Jnuhles à son
Jujet

En cet endroit.

font differentes,Il y a dãs le Grec τοῖς κατὰ μέρος ὑπόλοις φαν-

ταοίαις *propter peculiares fallaces imaginationes.*

Page 113. *Deliria inquit Hippocr. quæ cum rifu tutiora quàm quæ feriò , quia illa à fanguinis exuperantiâ tantùm hæc quia ferocia à bilis funt a-crimonia.* Fern. c. 2. *de part. morb.* lib. 1.

Vous citez ces paroles mal à propos, car Fernel ne parle pas en cet endroit de la Melancholie, mais feulement du delire qui furuient aux fiéures,

& duquel on peut tirer
des coniectures pour fon-
der le pronostic de vie ou
de mort dans les mala-
dies aiguës ; Il compare
le Delire simple auec la
Phrenesie, & pour exclu-
re la Manie ou Melan-
cholie de ce qu'il dit, il
aioute *atque hæ quidem de-*
sipientiæ cum febre sunt, d'où
ie tire cette consequence
que vous ne pouuez fai-
re valoir ces paroles pour
la Melancholie qu'il des-
finit incontinent apres
vn delire sans fieure.

Mais ſoit, ie vous don-
ne ce que vous voulez,
& vous permets d'appli-
quer ces paroles aux
Melancholiques , Vous
ne faites en les produi-
ſant que trauailler con-
tre vous meſme , car s'il
eſt parlé en cet endroit
du mal dont nous diſpu-
tons , il eſt dit auſſi fort
nettemēt au meſme lieu,
qu'il vient quelque fois
par la ſeule abondance
de ſang *à ſanguinis exupe-*
rantiâ tantùm , Et par conſequent ce que vous a

uez soûtenu auec tant
d'ardeur n'est pas vray,
à sçauoir, *que la Melancho-*
lie vient toûiours de bile brû-
lee.

Ainsi vous auez fait
deux fautes en cette mar
ge, La 1. de citer les paroles de Fernel contre
son intention, La 2. de
les auoir employées en
vn sens contraire à vos
principes, ce n'est pas
feulement dans vos Mar-
ges que vous vous estes
choqué de la forte, vôtre
Texte est plein de sem-

blables contradictions, &
si formelles que l'on di-
roit que c'est vn autre
que vous qui a fait la fin
de vôtre liure.

Par exemple. Vous di-
tes dans la 110. page *que la*
Melancholie ne produit pas les
mesmes effets dans vne femme
pituiteuse, & vne sanguine,
dans vne bilieuse & vne Me-
lancholique, Et vous ne
vous souuenez pas que
dés le commencement,
vous auiez ietté ce fon-
dement *que les Femmes ne*
sont point Melancholiques, par

ce qu'elles font froides & humides; Vous dites en vn lieu que les Femmes n'ont aucune difpofition à la Melancholie, parce qu'elles font pituiteufes, & en l'autre, que cette maladie afflige toutes fortes de Temperamens, & ne laiffe pas de fe loger dans vne complexion dans laquelle le Phlegme domine; N'eft-ce pas propremét fouffler le chaud & le froid d'vne mefme bouche?

Si i'auois du temps ie

vous en rapporterois vne
infinité d'autres, & vous
ferois confesser, que ie
n'ecri pas tant contre
vous, que vous mes-
me;I'y trauailleray de bõ
cœur vne autre fois, au
moins si vous m'en priez
d'aussi bonne grace que
vous m'auez deffié d'exa-
miner vôtre liure.

　　Page 127. αἱ παραφροσύναι αἱ
μὲν μετὰ γέλωτος γινόμβναι ἀσφαλέσεραι
αἱ ὃ' μετὰ σπȣδῆς ἐπισφαλεραι Hippocr. 6. Aphorism. I'ay

Παραφρο-
σύνη
dicitur propriè
de ijs delirijs

les mesmes choses à dire
contre cette marge que

contre la precedente, Elle n'a pas plus de force en Grec qu'en *Latin*, mais vous l'auez si mal écrite que i'ay esté contraint de la mettre tout ainsi que vous l'auez mise afin d'en faire mieux remarquer les fautes. I'ay bien leu fort souuent γέλωτος dans Hippocrate, mais pour γέλοπος ie ne sçay quelle beste c'est, Ne vous en excusez point sur l'Imprimeur, car il est ainsi dans vôtre Exemplaire, & puis tout hom-

quæ accidunt ad tempus in vigoribus accessionum, vt interpretatur Galenus initio Prorrhet. Holler.

il y en a huit

me qui croit (comme vous) que πλθες *signifie* diable , peut bien écrire γελοπος pour γελωτες ιδιοσυγκρισῖ pour ιδιοσυγκρασια , & en vn mot commettre les fautes qui font dans toutes vos marges Greques fans exception.

Que si i'ay passé fous silence celles qui font depuis la page 53. iufques à la 111. ce n'eft pas qu'il n'i ait beaucoup de chofes à dire contre, mais vôtre difcours eftât tout à fait hors de propos en

cet endroit, i'ay iugé qu'il
eſtoit inutile d'en examiner les marges ; C'eſt en
cela à mon auis que vous
auez autant failli que par
tout ailleurs, car puiſque
vo⁹ écriuiez pour les R.
de Loudun contre M.
Duncan, vous ne deuiez
pas de 130 pages que contient vôtre liure en employer 60. entieres à traitter des Queſtiõs inutile *blemati*
& qui ne les touchent
pas dauantage que tout
le reſte du Monde.

FIN.

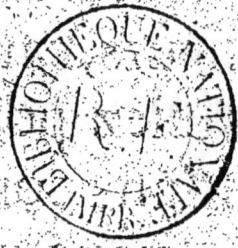

frere mr. Tiraqueau & ce fut la ou commencerent
leurs amours mr scarron y tenant une pention
dont Il me loüa une partie En suitte de
quoy Il me prit en pention auec La fleur
qui me seruoit & a qui Il fesoit souuent
faire des tourtes de frangipane deuant
luy. ce fut la ou Il feit a ma persuasion
le premier volume de son Roman comique
qu'il Dedia au Cardl de Retz pour lors
Coadiuteur de paris qui venoit souuent
passer dagreables heures auec luy
au sortir de luxembourg pendant la
fronde. Ie luy fournis Les 4 nouuelles en
Espagnol qui sont si agreablement
traduittes dans ses 2 volumes aussy
bien que les 4 autres qui La traduittes
& qui L'a donnees a part. Ie luy proposay
une nouuelle traduction du Dom Quixote
au lieu de la morale de Gassendy sola
traduction de laquelle Ie le trouuay attaché
mais Il n'en voulut point tater accause
de la precedente traduction par oudin
& un autre quoy que pitoyable. Ie luy dis
qu'il falloit dont qu'il Entre prist quelque
ouurage de son chef & de son caractere
Enjoüé plustost que cette morale de Gassend
trop serieuse pour luy, & qu'il y meslast
des nouuelles dont Ie luy fournirois Les originaux
En Espagnol qu'il Entendoit & dont Sauois quantité
En quoy Il Imiteroit au moins Don Quixote qui en
a donné 9 si Iolies dans sa premiere partie de

Mr. Duncan medecin a Saumur & que j'y ay
Connu particulierement Estoit pere de Cerisanty
que J'ay Connu a   parij y Estant
resident pour Christine   Reyne de Suede &
que J'ag veu en 1647   a Rome lorsquil y fist
abjuration Car il   Estoit huguenot. Il
suivit mr. de Guise en sa premiere Expedition
de naples ou il mourut dun Coup de mousquet
au talon estant asses necessité. mr. de guise fait
Admirablement bien   son portrait dans
ses memoires. Il estoit   de tresbeaux vers
latins & estoit vn grand   & du reste auec
vn Esprit de roman
Le fort que Je puis dire que le publi ma en
quelque sorte l'obligation de Cet agreable ouurage
bien que J~ nen soij pas l'auteur. aussy bien que
de ses quatre dernieres nouuelles Imprimees a
part. J'ay cent Jolies lettres quil ma escrittes que Je
feray peut Estre Jmprimer quelque Jour Je sa
veufue men donne la permission. Il men escrit
Jgne entre autres pendant que J'estoit a sedan
quil Comme vce par
que Diable faittes vous sur les bords de la Mouse
ou Il fait l'eloge du marechal de Fabert & ou
Il dit quil ne ressemble pas a Ces marchaux
qui nest que ____ de l'Instinct tout au plus. &c

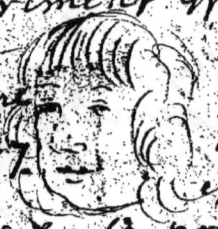

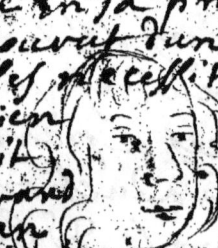